개정증보판

총명한 두뇌만들기

한국인의 두뇌개발 I

총명한 두뇌 만들기

개정증보판 제1쇄 발행 2007. 3. 18.
개정증보판 제4쇄 발행 2017. 10. 10.

지은이   박 만 상
펴낸이   김 경 희
펴낸곳   지식산업사
        본사 o 10881 경기도 파주시 광인사길 53
            전화 (031) 955-4226~7 팩스 (031) 955-4228
        서울사무소 o 03044 서울특별시 종로구 자하문로6길 18-7
            전화 (02) 734-1978 팩스 (02) 720-7900
        영문문패   www.jisik.co.kr
        전자우편   jsp@jisik.co.kr
        등록번호   1 - 363
        등록날짜   1969. 5. 8.

책값은 뒤표지에 있습니다.

ⓒ 박만상, 2007

ISBN 978-89-423-8032-9 04510

이 책을 읽고 옮긴이에게 문의하고자 하는 이는
지식산업사 편집부로 연락 바랍니다.

개정증보판

총명한 두뇌만들기

한국인의 두뇌개발 I

박 만 상

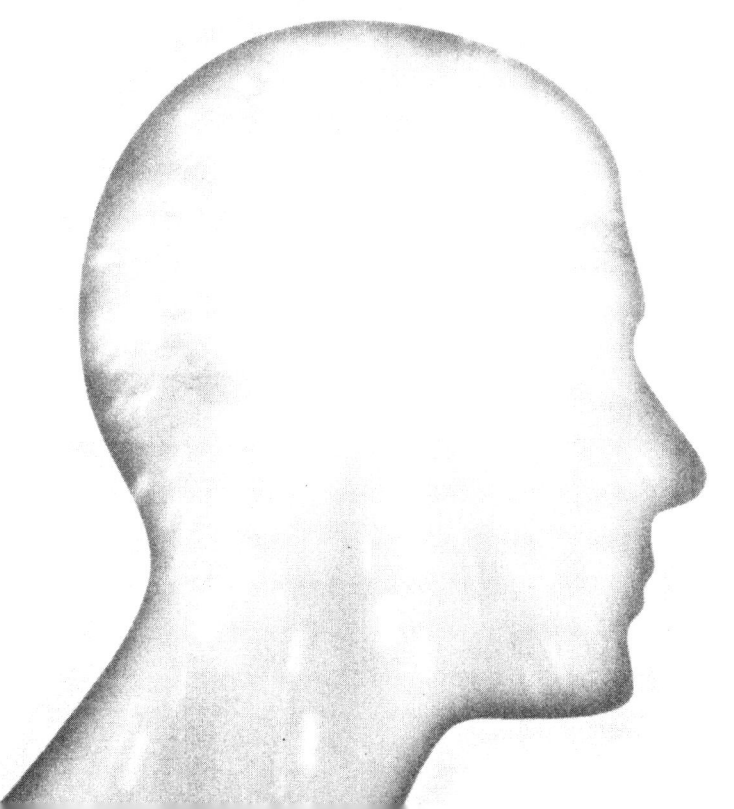

개정증보판을 내면서

　《총명한 두뇌 만들기》가 '한국인의 두뇌 개발' 시리즈의 제1권으로 1986년 처음으로 나온 이래, 1996년 개정판을 내었고 2001년까지 4쇄가 발행되었습니다. 그 동안 두뇌 연구에 이용되는 PET, SPECT, fMRI 등 새로운 영상기법이 발달되어, 과거에 X-ray 등으로 움직이는 심장을 볼 수 있듯이 지금은 마취를 하지 않은 의식이 있는 사람의 뇌에서 우러나오는 심리활동의 모습을 영상으로 볼 수 있게 되었습니다. 이리하여 우리는 인류 역사 이래 알고 있었던 두뇌에 대한 지식보다도 훨씬 더 많은 것을 지난 20여 년 동안에 알게 되었습니다. 그래서 《총명한 두뇌 만들기》에 이 새로운 뇌 지식들을 보충하여 개정 증보판으로 묶어 냄으로써 독자 여러 분의 뇌에 대한 관심과 지식에 더 많은 보탬을 드리고자 하는 마음에서 이 책을 바칩니다.

2007년 2월
저자 박 만 상

개정판 서문
총명한 두뇌 만들기

《한국인의 두뇌개발 Ⅰ》이 독자 여러분들에게 선보인 지 꼭 10년이 되었습니다. 1986년에 '오늘의 책'으로 선정되었고, 그 후 계속해서 Ⅱ, Ⅲ, Ⅳ권이 출판되어 전국의 서점에 꽂혀 있고 Ⅴ, Ⅵ권도 출판예정이니 머지않아 독자들의 책상 위에 놓이게 될 것입니다.

우리 한국인이 좀더 합리적이고 과학적으로 생활하여, 약속과 질서와 규칙, 더 나아가서는 국가의 법률도 잘 지켜, 세계의 일등국민이 되기를 바라는 마음에서, 첫 번째 책을 발간한 지 10년 만인 올해 초여름, 서울과 지방의 몇몇 대학과 기업인들의 모임에서 '두뇌'에 대한 강연을 할 기회를 가졌습니다. 그런데 학구욕이 왕성한 대학생 청중은 물론, 나아가 60을 전후한 기업인들이, 입시 준비를 하는 학생 못지않게 열심히 듣고 노트하고 진지하게 질문하는 것을 보고, 10년 사이에 두뇌에 대한 일반인들의 관심과 새로운 지식정보에 대한 욕구가 이처럼 높아졌음을 알고 새삼 놀랍고, 또한 반갑기도 했습니다.

이는 지나치게 높았던 우리 전통적인 우뇌 문화가 10년 사이에 눈에 띄게 좌뇌 문화로 급전환되고 있음을 시사하는 좋은 징조로서, 이러한 추세로 간다면 멀지 않은 장래에 우리나라도 지식을 위주로 한 합리성을 앞세우는 밝은 사회가 이룩될 수 있겠구나 하는 아주 고무적인 희망을 갖게 되었습니다.

이는 절박한 인간문제, 사회문제, 건강문제들이 우리 뇌에 관한 지식을 통해서 그 해결책을 모색함이 가장 지름길이라고 저는 굳게 믿고 있기 때문입니다. 지난 10년 사이에 높아진 두뇌에 대한 독자들의 관심에 부응하고 그간 새로이 밝혀진 사실들을 보충하고, 편차를 재조정하여, '한국인의 두뇌개발' 시리즈 1에 새로이 "총명한 두뇌 만들기"라는 고유의 이름을 지었습니다. 어려운 여건 속에서도 "한국인의 두뇌개발" I권에서 IV권까지를 고국의 독자들에게 드릴 수 있게 해주신 지식산업사 김경희 사장님과 직원들에게 감사드리며, 나의 서투른 문장을 손질해주고, 출판 관계를 비롯하여 모든 일을 필자를 대신해서 한국에서 대행해준 생질 류경화 군에게 고마운 마음을 아낌없이 전합니다.

1996년 초여름
하와이에서 저자 씀

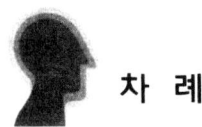 차 례

개정증보판 서문 | 5
개정판 서문 | 6

1장 들어가는 말
부드러운 인간관계, 행복한 삶을 위하여 | 15
뇌와 마음과 행동 | 16
성인 뇌에 관한 두 가지 새로운 발견 | 22
정신생물학 | 25

2장 두뇌: 인체의 총사령탑
인체의 총사령관 | 33
끊임없이 쉬지 않고 일하는 뇌 | 41
뇌의 네 가지 특징 | 44
뇌의 순응성 | 53

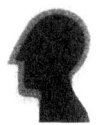

3장 뇌 생김새의 대강

신경세포 | 61
뉴런의 전정 | 67
대뇌피질 | 70
대뇌변연계 | 86
기저절 | 97
뇌 간 | 99

4장 뇌의 기능(Ⅰ)

자극의 전달 | 105
뇌전도 | 110
뇌의 특수기능 배열도 | 113
뇌의 발육 | 117
진화의 관점에서 본 뇌와 그 기능 | 122
뇌의 임계기(예민기) | 127
자율신경계와 타율신경계 | 130

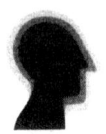

신경전달물질 | 133
풍부한 영양과 뇌의 발달 | 135
뇌 생김새와 재능과의 관계 | 137
분할된 뇌 | 139
좌 뇌 | 145
우 뇌 | 148
좌·우 두 뇌가 생각하는 패턴 | 150
언어센터 | 157
기 억 | 167
연령에 따른 뇌의 능력 변화 | 177

5장 뇌의 기능(Ⅱ)

남자의 뇌, 여자의 뇌 | 183
뇌의 조화로운 활동과 일하는 패턴 | 189
마음(생각)과 의식 | 193
좋은 뇌를 위하여 좋은 환경(자극)을 | 203
뇌의 휴식과 마음의 통제 | 207

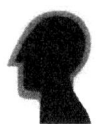

마음 때문에 생기는 병 | 210
창의성과 지능지수 | 214
왜 잠이 오고 꿈을 꾸는가 | 220
술·커피가 뇌에 미치는 영향 | 224
자아 | 226

6장 한국인의 두뇌개발

한국인의 뇌 | 231
이상형 두뇌 | 234
대뇌 기능의 편중성 | 239
자기 소질을 알려면 | 243
원만한 인간형의 뇌 | 252
우수한 두뇌는 뇌의 조기개발로 | 255
천재적인 소질 | 271

마무리하면서 | 283
참고문헌 | 284

1장 들어가는 말

부드러운 인간관계, 행복한 삶을 위하여
뇌와 마음과 행동
성인 뇌에 관한 두 가지 새로운 발견
정신생물학

부드러운 인간관계, 행복한 삶을 위하여

　뇌는 몸 전체를 다스리는 기관이다. 그렇기 때문에 몸의 다른 어떤 부분보다도 복잡하고 특수하여 아직도 이해하기 어려운 점이 많다. 따라서 우리 인류가 현재 뇌에 대해서 알고 있는 지식은 지극히 적은 양에 지나지 않는다. 그러나 이 정도라도 알게 되면 우리가 자신을 좀더 정확히 보고 상대도 좀더 옳게 이해하게 되어, 인간관계를 더 부드럽게 할 수 있다. 그러므로 우리가 뇌의 구조와 역할을 이해한다면 개인의 삶을 좀더 행복하게 할 수 있을 뿐 아니라, 지금보다 나은 '밝은 사회'를 건설할 수 있지 않을까 하는 생각에서 초보적인 지식이나마 우선 소개하려고 한다.

뇌와 마음과 행동

　이 세상을 살아가면서 좀더 슬기롭고 현명하게 일생을 보내려면 먼저 자기 자신을 잘 알고, 더불어 살아갈 상대방을 잘 알아야 할 것이다. 이때 자신과 상대방이라는 말은 물론 우리의 얼굴 생김새김을 말하는 것이 아니고, 사람 됨됨이, 마음 됨됨이를 말하는 것이다.
　"열 길 물 속은 알아도 한 길 사람 속은 모른다"는 우리속담이 있다. 이 말처럼 우리가 가장 모르고 있는 것이 있다면 그것은 바로 사람의 마음이다. 우리의 마음은 어디서 어떻게 해서 생기며, 욕심과 감정과 이성은 각기 확실히 다른데, 이들의 정체는 과연 무엇일까.
　사람이 꿈을 꿀 때 몸은 조용히 누워서 자고 있는데, 마음은 자유로이 활동하고 있음을 보고 어떤 이들은 우리의 정신은 육신과는 아무런 관련 없이 독립된 것이며, 따라서 몸이 죽어버린 뒤에도 정신은 살아남아 있다고 믿기도 한다.
　옛날 사마리아 사람들은 마음은 간에서 생긴다고 믿었다. 오늘

날도 배짱이 큰 사람을 "간이 큰 사람"이라고 하며, 마음이 매우 괴로울 때는 "애간장이 탄다"고 표현해 무심결에 마음과 간장 사이에 어떠한 관련성이라도 있는 듯이 말하고 있다.

고대 그리스 사람들은 심장에 상처를 입으면 예외 없이 죽는 것을 보고, 인체에서는 심장이 가장 중요한 기관이며, 따라서 우리에게 중요한 마음도 심장에서 우러나는 것이라고 믿었다. 아리스토텔레스 같은 이도 심장이 마음의 근원이며 인체의 중심기관이고, 뇌는 염통에서 나가는 피를 차게 식히는 기관이라고 했다. 지금도 정(情)이나 마음이 심장에서 솟는다고 보고, 사랑의 표시를 하트, 즉 염통 모양으로 나타내며, 슬플 때는 "참으로 가슴(염통) 아픈 일"이라고 말하기도 한다.

그러나 정상적인 사람이 머리를 심하게 다치면 죽지는 않지만 생각이 아주 달라져버리는 것을 본 사람들은 머리 속에 있는 뇌는 심장처럼 생명유지에 큰 영향을 미치지는 않지만, 생각하는 능력과 관련이 있다고 보기 시작했다. 그 결과 20세기 과학자들은 마음을 연구하는 데 간이나 심장보다는 뇌에 관심을 기울였다.

많은 연구 결과, 뇌는 우리의 마음 그 자체는 아니지만, 마음이 우러나는 물질적인 바탕이 되며, 뇌의 활동과 관련이 없는 마음이란 있을 수 없다는 것이 밝혀졌다. 또한 과학자들은, 우리 마음은 뇌수(腦髓), 즉 뇌 살덩이 속에서 일어나는 전기적 화학적인 반응에 따라 생기는, 하나의 생물학적 현상이라고 결론짓고 있다. 이는 철학적이나 종교적으로 정신을 육신에서 분리시켜 더 거룩한 것으로 승화시키는 오랜 전통에 젖은 우리에게는 귀에 거슬리게 들릴 수도 있다. 그러나 우울증·과대망상증·정신분열증 등 정신 질환에 시달리는 환자를, 물질인 뇌를 다스리는 약물을 써서 고쳤다고 하면, 위가 아플 때 소화제를 먹고 나았다는 말처럼 그다지 어색하게 들리지는 않을 것이다. 이는 위가 우리 신체의 일부인 것처럼 뇌도 우리의 머리 속에 들어 있는 한 기관이라고 알고 있기 때문이다.

그런데, 만일 위에 이상이 생기면 아픔으로 나타나는 것처럼 뇌에 이상이 생겼을 때 정신병으로 나타난다고 하면, 의아해질 것이다. 그것은 뇌에서 정신이 우러난다는 사실을 우리가 거의 모르기 때문이다. 더욱 답답한 일은 뇌를 연구하는 여러 학자들까지도 뇌를 전기로 자극하거나 화학적 처리를 해서 여러 부분의 기능을 조사할 수는 있지만, 뇌 속에서 '마음' 자체를 찾아낼 수는 없다고 믿는다는 사실이다. 왜냐하면 마음은 뇌가 하는 일의 '과정'이므로 눈으로는 볼 수가 없기 때문이다. 이 '과정'이 행위로 표현되었을 때, 비로소 우리는 그 마음을 짐작하게 되는 것이다.

뇌와 마음과 행위의 이 삼자 관계는 정부청사와 정부, 그리고 국민의 움직임에 비할 수 있겠다. 어느 시골 초등학교 학생들이 중앙정부를 구경하려고 서울로 수학여행을 왔다. 정부종합청사·국회의사당·법원청사 등을 두루 구경한 다음 선생님에게 중앙정부는 언제 보게 되느냐고 물었다. 선생님은 정부란 눈으로 볼 수 있는 것이 아니고 오늘 본 정부 청사 안에서 진행되고 있는 여러 과정을 통틀어 하는 말이며, 국민은 여기에서 결정된 여러 지시에 따라 움직이게 된다고 설명해주었다. 그러나 정부청사 내부에서 진행되고 있는 일들을 잘 모르는 어린 학생들은, 눈으로 볼 수 있는 물체가 아닌 정부를 이해하기가 어려웠을 것이다.

뇌라는 신체의 기관 안에서 일어나고 있는 여러 과정, 즉 느낌·기억·판단·결정 등 우리가 의식할 수 있는 마음이나 의식을 못하는 과정, 이 여러 과정의 지시에 따라 작동하는 신체 각 부분과의 관계를 이해하기에는 우리는 아직도 먼 거리에 있다.

그러나 제2차 세계대전 때 뇌에 부상을 입은 수많은 환자를 통한 폭넓은 연구와 물리·화학의 발달, 정교한 기기류의 출현으로 뇌와 정신의 신비는 차차 풀리고 있다. 그리하여 우리의 정신을 육체와 분리시켜 신비의 세계로만 보던 데서, 이제는 정신은 우리 몸, 특히 뇌에서 일어나는 생리작용의 과정이라고 결론짓게 되었다. 그래서 인간(생각)이란 무엇이며 또 우리의 정신과 영혼은 무엇이냐 등과 같은 — 과거 수천 년 동안, 철학이나 신학에서 답을 얻으려 했던 — 인간의 기본문제에 대해 이제는 과학적인 쪽에서 차차 그 해결의 실마리를 발견하고 있다. 이는 수천수만 세대를 통하여 똑같은 질문을 던져왔건만 수많은 철학자·선각자들이 구체적이고 정확한 해답을 얻지 못하고 방황해왔던 것에 대한 당연한 귀결이라고도 할 수 있다. 어린 아이가 젖을 먹고 무럭무럭 자라듯이 우리 뇌도 주위에서 겪는 여러 가지 자극에 의해 발전되고 변한다. 24시간 과학에 둘러싸여 사는 우리의 뇌(생각)에 과학성이 심어짐은 당연한 일이지만, 사람의 뇌가 변화하는 속도가 과학의 발전 속도에 비해 너무나 더딘 것이 안타깝다고 하겠다.

성인의 뇌의 모양은 두 주먹을 마주대고 있는 모습으로 약 1.36

킬로그램 쯤 되는 우무처럼 연한 조직이다. 이처럼 작고 연한 조직이지만 거기에서 우리의 정신, 감정, 말이 우러나오며, 우리의 기억이 형성되고 여러 가지 아이디어가 생겨나고 판단되고 결정된다. 또한 우리 몸에서 일어나는 여러 생리작용과 움직임, 성장 발전도 다 뇌에 조종된다. 그리고 우리의 육체적, 정신적인 모든 행위는 뇌 안에서 일어나는 여러 가지 생리적 변화에 따라 다르게 나타난다. 이러한 뇌의 변화는 타고난 유전자의 지시에 따라 일어나기도 하지만, 출생 후 매일매일 생활하면서 겪는 여러 가지 경험에서 얻어지는 정보 자극이 원인이 되어 뇌에 새로운 변화를 일으켜서 새로운 기능을 하기도 한다.

우리 뇌는 새롭게 접하는 경험을 쉽게 받아들이는 경험이 있어 우리는 큰 어려움 없이 낯선 일에 곧 익숙해질 수 있다. 따라서 각양각색으로 다른 환경에서 생활하는 현대인들은 여러 가지 서로 다른 경험을 하면서 살아가게 된다. 그래서 사람들은 서로 다른 경험의 자극에 따라서 서로 다른 패턴의 뇌를 갖게 된다. 이렇게 다르게 변한 뇌에서 우러나오는 생각과 행위로 말미암아 각각 다른 개성을 가진 사람이 된다.

그 결과 많은 사람들 가운데 자기와 똑 같은 경험을 한 사람은 없을 것이다. 그래서 자기와 똑 같은 마음과 행동을 하는 사람도 없을 것이다. 어디 그 뿐이랴! 내 자신의 뇌 활동도 수시로 변하니 내 마음 또한 수시로 변하여, 어느 순간의 내가 진정한 나인지도 모르거늘, 하물며 내 마음에 딱 맞는 사람이 어디에 있으랴! 그러므로 진정한 사회생활이란 나와 다른 사람들 속에서 조화롭게 살아가는 방법을 익히는 수행이라고 말할 수밖에 없다. 음질이 각각 다른 악기들이 내는 소리들이 합하여 장엄한 합주곡을 이루어내는 관현악단의 연주처럼, 우리 뇌도 각각 다른 작용을 하는 여러 부위가 서로 협력하여 우리의 마음과 행동을 이루어낸다.

가령 우리가 말을 하고 있을 때, 뇌의 활동 상황을 영상기법으로 찍어 보면 주로 활동하는 언어센터 외에 다른 여러 부위가 조금씩 활성화됨을 볼 수 있다. 이들 부위가 하는 특수한 구실은 아직 알 도리가 없지만 우리가 하는 간단한 행위에도 뇌의 여러 부위가 관여한다는 사실을 알 수 있다. 언어뿐만 아니라 우리가 하는 어떠한 행위에도 우리 뇌의 중심 중추 외에 여러 보조 부위가 활성화해 협동으로 하나의 행위를 조종한다.

성인 뇌에 관한 두 가지 새로운 발견

최근까지 우리가 알기로는 인간의 뇌가 완전히 성숙되는 시기가 18~20세이고, 그 이후에는 뚜렷한 변화나 발전이 없는 상태를 유지하면서 일상적인 기능만을 지속한다는 것이었다. 그러나 여러 가지 최신 기법을 이용한 연구 결과, 첫째로 뇌조직도 새로운 세포를 생성함을 확인했다.

신경세포는 세포 분열을 하지 않으므로 새로운 뇌세포는 생성되지 않는다는 오랜 믿음은 1965년부터 1998년 사이에 성인 뇌의 해마 조직과 후각 신경계에서 새로운 뉴런들의 생성을 확인함으로써 깨져버렸다. 이들 새 뉴런들은 뇌가 훼손되었을 때 뇌 안에 잠재해 있는 뇌 줄기세포에서 손상된 부분을 보충하기 위해서 새로 생산된 것이었다.

둘째로 뇌는 그 일생 동안 변화와 발전을 지속한다는 두 가지 사실을 알게 되었다. 즉 우리가 새로운 환경에 쉽게 적응하면서 삶을 유지할 수 있는 것은 새로운 외부 환경의 자극이 뉴런들 사이의 신경회로의 패턴과 기능을 변화된 환경에 알맞게 바꾸어버리기 때문이라는 것이다. 우리는 어떠한 새로운 환경에도 잘 적응하면서 평생토록 잘 살아갈 수 있다.

두뇌의 다른 부위로 하여금 그 구실을 떠맡을 수 있도록 촉진하는 치료법을 '장애 복귀술'이라고 하는데, 이는 대뇌피질 재편성 요법이다. 만일 어떤 뇌졸중 환자가 왼팔을 조종하는 대뇌피질 부위에 중풍으로 손상을 입었다고 하자. 이 환자에게 2~3주 동안 강제적으로 왼팔을 움직이는 훈련을 받게 하면, 뇌졸중 이전의 상태만은 못하지만 팔의 움직임이 한결 부드러워진다. 이런 훈련을 지속한 뒤 PET 기법으로 그 환자의 뇌를 조사하여 보면, 왼팔을 조종하던 훼손된 본래의 운동피질 옆에 새로 발달된 왼팔 조종 부위가 형성되어 있음을 볼 수 있다. 이 새로운 조종 부위는 뉴런이 생성되거나 훼손된 조종 부위의 살아남은 뉴런들이 새로운 우회 신경회로를 형성하여 만들어 낸 것이다. 이러한 사실은 이 환자가 사망한 뒤에 뇌의 부검을 통해 확인했다. 이러한 현상은 왼팔의 강제적인 움직임으로 만들어진 새로운 자극신호가 뇌에 전달되어 왼팔을 움직이는 뇌의 기능 부위를 재구성했음을 입증한다. 또 바이올린 연주자의 뇌를 PET 영상기법으로 조사(照射)한 바에 따르면, 핑거링(fingering, 손가락 동작)하는 왼손 손가락을 조종하는 뇌의 운동피질 부위의 넓이는, 활을 키는 오른손 손가락을 조종하는 뇌의 부위보다 넓게 나타났다. 또 바이올린 연주를 오래한 사람일수록 같은 부위가 더 넓었다. 이러한 현상은 같은 사람의 손가락이라 할지라도 더 많이 쓰는 손가락의 뇌 조종 부위가 더 발달됨을 알려주는 연구로서 외부에서 자극을 더 받는 뇌가 더 발달됨을 보여준다.

또 늘 앉아 있기를 좋아하는 65~75세 남녀 노인들을 A, B 두 그룹으로 나누어, 6개월 동안 A그룹은 앉은 채로 때때로 기지개를 켜게 하고, B그룹은 숨이 찰 만큼 빨리 걸어서 호흡 순환기의 산소 소비를 늘리게 했다. 6개월 뒤에 이 두 그룹의 뇌 기능을 측정하였더니, 기지개만 켠 A그룹의 지적 능력에는 아무런 변화가 보이지 않았으나, 숨이 차게 걷기를 한 B그룹에서는 단기 기억력과 계획성 등 뇌의 지적 능력이 뚜렷하게 높아졌다. 이는 규칙적인 가벼운 운동이 기억을 형성하는 해마와 계획을 세우는 지적 뇌인 좌전전두피질을 활성화했기 때문이다. 또 이 실험은 70세가 넘은 노인의 뇌라도 외부의 자극에 반응하여 활성화하는 잠재력이 있음을 보여주는 증거로서, 뇌는 그 사람의 생명이 끝날 때까지 발전한다는 점을 나타내고 있다.

또 다른 실험에서 100세 이상 된 노인들을 A, B 두 그룹으로 나누어 A그룹은, 계속해서 머리를 쓰는 독서 · 화투치기 · 장기두기 · 까다로운 퍼즐놀이 등을 시키고, B그룹은 이야기만 하고 놀게 했더니, 머리를 계속 쓴 A그룹의 노인들은 기억 세포를 건강한 상태로 유지하여 건망증이나 기억력의 감퇴가 더디었다. 이와 같이 인간의 두뇌 세포는 나이에 관계없이 새로운 자극에 순응하는 유연성을 지니고 있음을 알 수 있다. 그래서 우리는 늘 머리를 쓰는 생활을 계속하여 뇌의 지적 능력을 보존해야 한다.

정신생물학

오늘날 웬만큼 깨인 사람은 정신에 어딘가 이상이 있을 성싶을 때는 정신과 의사에게 가서 상의하고, 뇌에 이상이 있을 때는 지체 없이 신경과 의사에게 가는 것을 상식으로 알고 있다.

이처럼 병원에 '신경과', '정신과'가 따로 나뉘어 있는 것은 우리들의 마음이 신경계의 중추인 뇌와 무관하다는 이원적(二元的)인 견해에서 비롯되었다. 그래서 '정신의학'에서는 뇌의 물질적 특성이나 그 구실보다는 뇌로부터 나오는 인간의 행동 및 그 정신상태를 다루어왔으며, 이와는 달리 '신경의학'에서는 기계적인 측면에서 뇌의 이상 유무를 판단해왔다.

그런데 이 두 분야를 합친 '정신생물학(Psychobiology)'이 새로 등장했다. 이는 뇌가 모든 행동을 조정하며, 마음은 작동하고 있는 뇌에서 우러나온다는 견해를 바탕으로 하고 있다. 이와 같이 '마음'이란 뇌가 작동하는 어떤 과정을 나타내는 말에 지나지 않는다. 어떤 이는 이러한 견해를 '유물론'이라고 평할는지도 모르지만 그것은 인문·사회과학적 관점이요, 정신생물학에서는 마음을 생물학적으로 보는 것이다.

재정경제부 청사를 샅샅이 뒤져도 '인플레이션'은 찾아볼 수 없고, 유엔본부를 아무리 뒤져도 '평화'를 찾아볼 수 없듯이, 뇌 생리과정의 산물인 마음은 눈으로 볼 수 있는 물건도 아니고, 짧은 말로 나타낼 수 있을 만큼 단순한 것도 아니다.

과학은 관찰할 수 있거나 설명될 수 있는 현상만을 다룬다. 마음은 작동하고 있는 뇌에서 우러나온다는 결론은 뇌를 실험 관찰함으로써 얻어진 답이며, 뇌세포의 작동 과정에서 일어나는 이러한 현상은 의식·기억·행동 등으로 나타나고, 그것들은 곧 과학이 다룰 수 있는 대상이 되고 있다. 이와 달리 '혼', '영혼'이란 말들은 '구원', '영생', '내세', '신과의 교제'라는 말과 같이 모두 신학의 영역에 속하는 개념이다. 따라서 "마음이 있느냐"는 말과 "혼이 있느냐"는 말은 근본적으로 의미가 다른 물음이다.

1970년대에 들어와서 뇌를 직접 침범하지 않고 뇌기능을 조사할 수 있는 다음과 같은 새로운 방법들이 개발되어 뇌 연구에 획기적인 혁명을 가져왔다.

항체 테크닉 뇌의 어떤 부분의 세포군에 대한 특수 항체를 준비해, 이항체에 방사선 동위원소를 결합시켜서 뇌로 가는 목 혈관에 주입한 뒤 항체가 부착하는 뇌의 부위를 조사(照射)한다.

PETT 테크닉 뇌에서 일어나는 신진대사의 정도는 그 순간에 일어나는 뇌세포의 활동 정도에 따라 다르다. 그러므로 활동하고 있는 부분에 공급되는 혈액 안의 포도당량은 쉬고 있는 부분에 공

■ 뇌의 활동

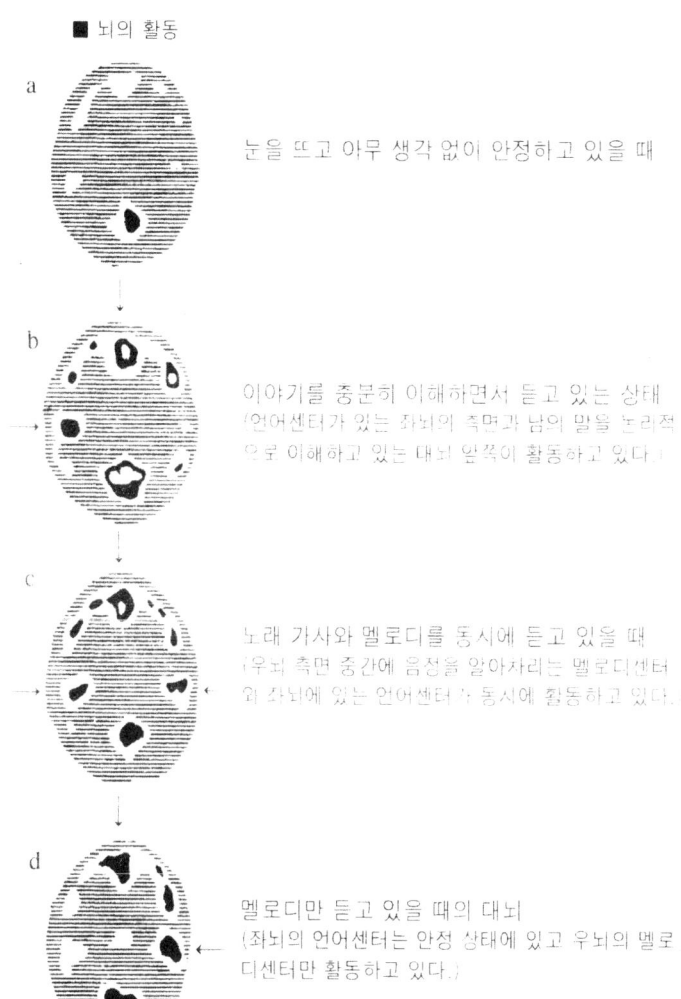

a 눈을 뜨고 아무 생각 없이 안정하고 있을 때

b 이야기를 충분히 이해하면서 듣고 있는 상태
(언어센터가 있는 좌뇌의 측면과 남의 말을 논리적
으로 이해하고 있는 대뇌 앞쪽이 활동하고 있다.)

c 노래 가사와 멜로디를 동시에 듣고 있을 때
(우뇌 측면 중간에 음정을 알아차리는 멜로디센터
와 좌뇌에 있는 언어센터가 동시에 활동하고 있다.)

d 멜로디만 듣고 있을 때의 대뇌
(좌뇌의 언어센터는 안정 상태에 있고 우뇌의 멜로
디센터만 활동하고 있다.)

[그림1.1] PETT 방법에 따른 뇌의 활동 부위

급되는 양보다 많다. 따라서 뇌의 특정 부위에서 일어나는 신진대사 양을 측정하면 그 부위의 활동상태를 간접적으로 알 수 있다.

환자의 뇌로 가는 목 혈관에 동위원소가 결합된 포도당을 주입한 뒤 특정한 정신활동이나 육체활동을 하게 하고 머리 둘레에서 방사능을 측정해 포도당의 신진대사가 높은 부위를 찾아낸다. 이 방법은 일정한 시간에 일정한 자극에 대해서 뇌의 어느 부분이 어떠한 반응을 하는가를 나타내줌으로써 뇌지도를 그릴 수 있게 한다.

CAT 테크닉 여러 개의 X선 관이 환자의 뇌 둘레를 회전하면서 뇌 조직의 농도에 따라 명암이 다른 투영을 TV수상기에 나타낸다. 이렇게 해서 뇌의 여러 상태를 TV 스크린 위에서 볼 수 있게 해준다.

DSR 테크닉 CAT 테크닉과 비슷하나 CAT 테크닉이 뇌를 평면으로 나타내는 반면에 DSR는 뇌를 입체적으로 나타내준다.

한편, 최근 20~30년 사이에 정신생물학이 두드러지게 발전한 배경에는 의식 있는 사람의 뇌 활동의 변화를 마취 없이 영상화하는 기법들의 도움이 컸다. 이들은 뇌 활동의 변화에 따르는 심리적 변화를 대조 연구함으로써 마음을 읽어 내게 했다. 이들 기법으로는 PET, fMRI 그리고 SPECT 등을 들 수 있다.

PET(양전자 방사 단층 촬영법) 이 기법은 신경세포들이 매우 활성화된 부위를 탐색하는 데 이용되는 기법이다. 신경세포가 활성화하면 혈액 가운데 포도당과 산소의 소모량이 일시에 증가한다. 이때 방사성 물질을 수반한 포도당을 혈관에 주입하면 포도당이 활성화한 부위에 다량으로 모이고, 이때 PET 기계가 모여든 방사능의 강도에 따라 컴퓨터 영상에 여러 가지 색 암호로 나타낸다. 이러한 방법으로 우리가 하는 행위에 따라 뇌의 어느 부위가 얼마나 활발히 작용을 하고, 그 작용의 정도와 그 사람의 심리적 변화 사이에 어떠한 연관성이 있는가를 탐색할 수 있다.

PET 기법 초기에는 뇌 세포의 영양소인 포도당에 방사성 물질을 결합시켜 사용했다. 그러나 신경세포가 활성을 멈춘 뒤에도 포도당 분자를 잠시 잡아두는 성질 때문에 세포 활동이 정지된 시점을 정확히 알기 어려웠다. 반면에 산소는 세포의 활동이 끝남과 동시에 분리되어 버리는 성질이 있어 세포가 활동할 때와 멈출 때 방사성의 측정값의 차이가 명확히 나타났다. 또 산소와 결합시킨 방사성 물질의 붕괴 속도가 포도당에 결합되었을 때보다 몇 배나 더 빨랐다. 이렇게 해서 마음속으로 말할 때와 노래할 때 뇌 활동 패턴의 차이도 PET 기법으로 뚜렷하게 알 수 있게 되었다.

fMRI(기능성 핵자기공명 영상법)　　fMRI는 뇌 조직 안의 혈액의 흐름과 산소의 소모량을 탐지하는 기법으로서 두뇌의 특정 부위의 활성기와 정지기의 영상을 비교해 그 부위의 활성의 강·약을 검사할 수가 있다. 특히 fMRI 기법에서는 방사성 물질을 주입하지 않고도 영상의 선명도가 높아 정상인이 독서, 대화, 그림 감상 등 여러 가지 행위를 할 때, 신경세포의 활성화 양상의 변화를 쉽게 파악할 수 있다. PET와 fMRI 기법을 동시에 이용하면 약물중독, 자폐증, 우울증 등 여러 가지 두뇌 이상 증세를 연구하는 데 큰 도움이 된다.

SPECT(단일 광자방출 컴퓨터 단층촬영) SPECT 기법은 두뇌의 혈액 흐름을 직접 관찰할 수 있고, 뇌 안에서 일어나는 물질대사 즉 뇌 활동 상황을 간접적으로 관찰할 수 있는 PET처럼, 방사선 치료에 이용되는 기법이다. 치료 전에 대조할 화상을 찍어 두고, 몇 달 동안 약물 치료 뒤 다시 촬영하여 대조해 보면, 포도당 대사와 혈액 흐름에 변화를 알 수 있어 치료의 효과를 가늠할 수 있으며, 동시에 이 영상의 변화와 일치되는 환자의 심리적 변화도 확인할 수 있다.

2장 두뇌:인체의 총사령탑

인체의 총사령관
끊임없이 쉬지 않고 일하는 뇌
뇌의 네 가지 특징
뇌의 순응성

인체의 총사령관

 우리의 생각·느낌·행동·잠·꿈 기타 모든 생리작용은 우리들의 뇌와, 거기에서 뻗어나와 전신에 펼쳐진 신경망이 다스리고 있다. 이처럼 뇌가 인체의 모든 기능을 총괄하는 사령관인데도, 우리는 자동차가 달리고, 시계가 움직이는 원리는 알아도, 우리의 뇌가 어떻게 해서 우리들이 기뻐하고 슬퍼하고 사랑하고 미워하며, 천사처럼 착한 생각을 하다가도 악마처럼 끔찍한 일을 저지르게 하는지는 모르고 있다.

 또 사람은 술을 몇 잔 마시면 기분이 좋아지는데 그것은 왜 그런지? 기분이 좋으면 거기서 그만 마셔야 하는데, 왜 술이 술을 불러서 더 마시려고 욕심을 부리는 것인지? 술에 취하면 어떤 사람은 노래를 부르고, 어떤 사람은 춤을 추고, 또 어떤 사람은 슬피 울며, 어떤 사람은 잔소리를 많이 하고, 어떤 사람은 성욕이 일고, 욕하고, 성격이 거칠어져 살림살이를 부수고 싸움을 하는데, 그것은 왜 그런지? 술을 마시면 왜 비틀거리며, 왜 걷다가 아무데나 쓰러져 세상모르게 깊은 잠에 떨어지는지.

같은 술을 마셨는데도 이와 같이 사람마다 다른 행동을 나타내는 것은, 사람에 따라 술이 뇌의 여러 부위에 나타내는 반응이 다르기 때문이다. 이 술이라는 액체가 신체의 총사령관인 뇌의 통솔력에 혼란을 일으킨 까닭이다. 더 나아가 우리의 몸은 하나인데 우리 머리 속에는 서로 다른 마음이 왜 그다지도 많을까? 부지런해야겠다는 마음, 좀더 놀자는 마음, 항상 정직해야겠다는 결심, 거짓으로 그때그때의 어려움을 피하려는 잔꾀, 이웃을 사랑하는 마음, 다시 그를 미워하는 마음, 굳은 마음, 여린 마음 등 복잡한 여러 마음이 어떻게 한 머리 안에서 우러나오고 있는 것인가. 뇌의 기능은 아직 정확히 해명되지 않았지만, 우리의 뇌는 서로 다른 구실을 하는 여러 부분들이 모여서 되었고, 이들 여러 부분이 유기적으로 연결되어 정보를 주고받고 있으므로 그 기능이 다양하고 복잡하기 짝이 없다.

우리의 재주는 어떠한가. 많은 사람들이 오른손잡이인데 어떤 사람은 왜 왼손을 주로 쓰는 것일까? 저 친구는 노래도 잘 부르고 그림도 잘 그리는데, 이 친구는 왜 그렇게 못하는 걸까? 옆집 아이는 공부도 잘하고 착하기만 한데, 왜 우리 집 아이는 멋만 부리고 연애만은 일등일까? 어려서는 수학 잘하는 천재요, 신동이라고 세상을 놀라게 했던 사람이 20여 세가 되어서는 보통사람과 같은 범재가 되었으니 왜 그럴까? 왜 김 선생님은 영어를 잘하시는데 이 선생님은 시를 잘 쓰실까.

이러한 여러 가지 재주의 차이도, 뇌 속에 있는 이들 특수한 일을 관할하는 영역의 발달 정도의 차이라고 보고 있다. 우리 마음,

즉 뇌의 작동은 많은 육체의 병과도 연관성이 있다고 한다. 신경쇠약·정신분열 등 정신질환은 물론 소화불량·위궤양·두통·면역력까지도 뇌의 조종을 받고 있다는 것이다. 이와 같이 우리 몸 안에서 일어나는 모든 일들은 뇌와 직간접으로 관련을 맺고 있다. 그러므로 뇌는 우리 몸의 모든 것을 관할하는 총사령관이라 할 수 있다.

우리의 두뇌는 우리 정신의 하드웨어이다. 뇌가 올바르게 작용하지 않으면 우리가 아무리 노력해도 자기가 원하는 사람이 될 수 없다. 우리의 기쁨, 슬픔 등의 감정과 여러 가지 재능, 인간관계, 결혼생활, 신앙심 등 인간에게서 볼 수 있는 정신적, 육체적 행위의 모든 것이 다 우리 뇌의 생리작용에 따라서 조종된다.

그러나 두뇌 학자들마저도 극히 최근까지 두뇌가 우리의 생각이나 능력에 미치는 구실에 대해서 그저 추측할 뿐이었다. 다행히도 지난 20여 년 동안 PET 기법 등 정교한 뇌 영상기법이 발달해 우리의 생각 패턴을 간접적으로 읽어내면서 오랫동안의 수수께끼가 하나하나 풀리게 되었다. 사람이 어느 동물에서도 찾아볼 수 없는 유일무이한 행위를 함으로써 만물의 영장 자리를 유지하고 있는 것도 사람의 뇌가 다른 동물의 뇌에서 볼 수 없는 특유한 영역인 전전두피질을 지니고 있기 때문이라는 사실도 알게 되었다.

전전두피질은 우리 이마 안쪽에 자리한 전두엽으로서, 뇌에서 가장 고도로 진화된 부분이며, 뇌의 각 부위와 신경회로 망을 형성하여 서로 정보를 교환하면서 우리 뇌와 나아가서 몸 전체를 관리 통괄하는 사령관 구실을 하는 영역이다.

우리가 느끼는 행복감·슬픔·기쁨·사랑·미움 같은 정감은 대뇌변연계의 작용으로 발생되는 감정이다. 그러나 이 정감들이 대뇌변연계에 머물러 있으면 우리가 그런 정감을 느끼게 하는 인간이 감정의 동물이 될 수가 없다.

뇌의 여러 부위에서 발생하는 작용을 우리가 느끼게 하는 부위는 전전두피질이다. 대뇌변연계에서 발생한 정감이 전전두피질로 이전되어 여기에서 해석 작용을 거쳐야 비로소 우리가 이들 감정을 인지하고 웃거나 울 수가 있다. 그래서 전전두피질이 어떤 장애로 과소 반응을 하는 사람은 전전두피질의 감정 표현이 약해서 슬프거나 기쁜 일이 있어도 이를 표현하지 못하고 무표정한 상태가 된다.

전전두피질은 변연계에서 발생하는 감정을 느끼게도 하지만, 변연계에서 발생하는 감정이 너무 과도할 때는 이 감정의 정도를 억제하는 구실도 한다. 또 우리가 주의력을 하나의 일에만 오랫동안 집중해 그 일에 몰두할 수 있는 것도 전전두피질이 작용하기 때문이며, 또 그 일에 관계없는 정보가 감각 중추나 변연계 등 뇌의 다른 부위에서, 전전두피질로 들어오지 못하도록 억제하며 신경전달물질로 입력을 차단시켜 주기 때문이다. 그래서 전전두피질이 약하게 작용하는 사람은 주의력을 오랫동안 한 일에 집중 시킬 수가 없으며 정신이 산만해지기 쉽다.

인체의 사령관이라 불릴 만한 전전두피질은 뇌 가운데에서도 미엘린 수초(myelin sheath) 형성이 가장 늦게 완성되는데, 그 시기는 나이가 18~20세가 되는 때이다. 따라서 사람이 20세가 넘어서야 이성의 뇌인 전전두피질이 감성의 뇌인 대뇌변연계를 제어하는 힘이 충분히 강화되어 폭발하는 감정을 억누를 수 있는 성인이 되는 것이다. 그러므로 교양을 많이 쌓고 생각을 많이 하면 좌뇌의 전전두피질이 더욱 발전 강화되어 쉽게 감정을 표출하지 않고, 항상 이성적인 언행을 할 수 있게 된다.

이러한 사실은 주의를 집중시켜 어려운 수학 문제를 풀고 있는 사람의 뇌를, 영상기법으로 촬영하면 쉽게 파악된다. 이때 좌뇌의 전전두피질은 유난히 강하게 활성화하고, 그 사람의 마음에는 사소한 감정도 없음은 물론이다. 수학 문제뿐만 아니라 어떤 일이든지 한 가지 생각에 정신을 집중시켜 골똘히 생각하면 언제고 지성뇌인 좌뇌의 전전두피질이 활성화하고, 이러한 행위를 반복해서 자주하면 이 피질의 활성화가 습관이 되어 항상 앙양(昻揚)된 지성뇌가 된다. 그래서 무슨 일을 할 때, 어림짐작이나 주먹구구식으로 일을 처리하지 않고, 하고자 하는 일을 더 잘 하기 위해서는 계획과 방법, 실천 요령 등을 잘 터득하여 사려 깊게 행동하면 더 좋은 결과를 얻게 된다.

우리 인체의 사령관 구실을 하는 좌전전두피질이, 주로 조종하는 생각과 행위의 면면을 살펴보면,

ㄱ) 언행을 조종하여 그릇된 행위를 피하게 한다.
ㄴ) 인간의 주의력 집중이 장시간 지속되게 한다.
ㄷ) 인간에게 참을성을 갖게 한다.
ㄹ) 인간의 판단력을 예리하게 한다.
ㅁ) 인간에게 경험을 통해서 새로운 것을 배우게 한다.

ㅂ)경험을 통해서 얻은 지식을 바탕으로 사실에 더 가까운 예리한 추리능력을 갖게 한다.
ㅅ)예측된 사항을 실천하기 위한 계획성과 추진력을 갖게 한다.
ㅇ)조직력을 갖게 한다.
ㅈ)예측 못한 문제가 생겼을 때 이를 해결할 능력을 갖게 한다.
ㅊ)대뇌변연계에 억제신호를 보내 지나친 감정의 분출을 막는다(술에 취해 평소에 억제된 감정이 폭발하는 것은 알코올이 전전두피질의 작용을 약화시켜 대뇌변연계를 제어하는 힘을 약하게 했기 때문이다).
ㅋ)다른 사람의 의견을 잘 받아들여 쉽게 동의 또는 공감하게 한다.
ㅌ)시간 관리 능력을 갖게 한다.

이상 말한 행위들은 다른 동물에서는 볼 수 없는 인간 특유의 것들이며, 이러한 행위는 전전두피질 특히 좌뇌 전전두피질(좌전전두피질)의 작용으로 유발된다.
우전전두피질의 기능은 좌전전두피질처럼 상세한 해명은 아직 되어있지 않으나 주로 감성적인 표현, 종교적인 명상, 예술성, 창조성의 발상 등을 일으킨다.
자기감정을 표현하는 정도는 사람마다 다르다. 이는 좌전전두피질과 대뇌변연계 사이에 활성과 억제력의 균형 상태가 사람마다 다르기 때문이다.
어린 아이들의 뇌의 감정뇌인 해마는 출생 전부터 발달하기 시작한 반면에, 좌전전두피질은 거의 발달이 안 된 상태이기 때문에 감정을 제어하는 작용이 거의 없다. 그래서 어릴 때는 대수롭지 않은 일에도 서로 싸우고 자주 울며 감정을 쉽게 표출한다. 또 좌전전두피질에 접한 전방대상피질(前方帶狀皮質)이 비정상일 때는 감정이입(感情移入) 기능이 약하여 다른 사람의 의견을 잘 받아들이지 못하고, 늘 이의를 제기하며 남의 말에는 항상 '아니오'로 거부 또는 비판하면서 자기 의견만이 옳다고 주장한다. 그래서 인간관계에 지장을 초래한다. 또 이런 사람은 흔히 시간관리를 잘 못하고 매사에 꾸물거리며 늘 일은 미루는 버릇을 갖게 되어 만성적인 지각생이 되기 쉽다.

전방대상피질의 활성이 과도한 사람은 하찮은 일에 관심을 쏟는 강박한 생각과 강박한 행위를 계속 반복한다. 또 자기가 하는 짓이 잘 못 되고, 무의미한 줄 알면서도 그만 두지를 못한다. 이는 인간의 관심을 형편에 따라 알맞게 바꾸게 해 주는 전방대상피질에 이상이 있기 때문이다.

우리가 자동차를 운전할 때 운전대를 잡는 손이나 패달을 밟는 발의 움직임은 대부분 무의식적이기 마련이다. 운전 솜씨는 잠재성(숙련성)기억 체계에 저장되는데, 잠재성 기억의 일부는 의식성인 전전두피질에 저장되고, 나머지는 전의식성(前意識性)인 소뇌에 저장된다. 자각하면서 하는 운전은 전전두피질에 저장된 운전 솜씨이고, 부지불식간에 하는 운전은 소뇌에 저장된 운전 솜씨의 기억인 것이다. 또 운전하다가 갑자기 길옆에서 사람이 나타나면 자기도 모르는 사이에 반사적으로 브레이크 패달을 밟아 차를 멈추게 한다. 그리고 약 0.5초 후에 '후유' 하고 긴 숨을 쉰다.

이처럼 우리의 많은 행동들이 우리가 의식하기 약 0.5초 전에 시작된다. 이러한 잠재성 기억을 '전의식성' 기억이라고 한다. 우리가 하는 말의 기억도 잠재성 기억에 속한다. 그래서 원고대로 강연을 할 때는 전전두피질에 저장된 기억으로 한 마디 한 마디 생각하면서 원고대로 말한다. 그러나 일상에서 자유롭게 떠들 때는 소뇌와 기저절에 저장된 전의식성 기억에 따라서 말이 술술 입에서 흘러나온다.

또한 전방대상피질은 통증센터이기도 하다. 손가락을 바늘로 찔렀을 때 손가락에서 발생한 통증신호로 전방대상피질의 통증 뉴런들이 활성화하면 우리는 통증을 느낀다. 일례로 병원에서 쓰는 마취제는 손가락에서 전방대상피질로 전해지는 통증신호를 도중에서 차단하는 원리로 작용한다. 그래서 전방대상피질의 통증 뉴런이 활성화하는 것을 막으면 환자는 통증을 느끼지 않고 편한 마음으로 수술을 받게 된다.

좌전전두피질은 언어중추피질, 기억피질과 함께 우리의 정신활동의 중추가 되는 영역이다. 그 가운데에서도 좌전전두피질은 개인의 사고와 행위의 중추 구실을 하며 방향을 제시해 주는 그야말로 인체의 사령관 노릇을 한다.

끊임없이 쉬지 않고 일하는 뇌

 인간은 다른 동물에 견주어 빼어나게 우수한 몸을 갖추지는 못했다. 근육의 힘도 약하고 후각도 약한 편이다. 그러나 다른 동물이 자연환경에 순응만 하고 있을 때, 인간은 자연을 자신에게 유리하게 이용하기 시작했다. 짐승의 가죽을 벗겨 추위를 막고 불을 일으켜 여러 용도로 사용했다. 이와 같은 사실은 인간의 몸 가운데 뇌만은 다른 어느 동물보다 월등하게 우수함을 입증해준다.
 따라서 우리 머리 속에 들어 있는 뇌는 이 세상에서 가장 우수한 위력이 저장된 곳이다. 컴퓨터, 레이더 장치 등이 아무리 굉장하다 해도 어려운 문제를 해결하는 데는 우리 뇌를 따라갈 수가 없다. 아무리 기계가 우수하다 해도 기계는 설계된 범위 안에서만 일을 할 수 있지만, 우리의 뇌는 거의 무한한 위력과 잠재력을 갖고 있기 때문이다. 다시 말해서 컴퓨터나 로봇 같은 기계는 우리가 하는 일을 도울 수는 있어도 우리를 완전히 대신할 수는 없다.
 우리들 머리 속에는 천억에 가까운 세포로 이루어진 뇌가 언제든지 메시지를 처리하고 그에 따라 적절한 행동을 지시하며 경험한 일, 생각했던 일들을 저장하고 처리할 수 있는 준비를 갖추고 있다. 우리의 뇌는 우리가 어머니 태 안에 있을 때부터 그 기능을 발휘하기 시작하여 죽을 때까지 단 1초도 쉬지 않고 일을 한다. 우리가 깨어 있는 동안 잠시 숨을 쉬지 않고 있을 수는 있어도 아무 생각 없이 있기는 어렵다.

무의식적인 순간이나 잠을 자고 있을 때도 뇌세포는 쉬지 않고 전류를 발사하여 서로 연락하면서 활동하고 있고, 몸 안에서 일어나고 있는 모든 생리작용을 다스리고 있다. 우리가 자고 있는 동안에도 심장과 허파 등 여러 기관은 일을 하는데, 이들의 활동은 모두 뇌세포의 조정에 따라 이루어지는 것이다. 뇌는 언뜻 보기에는 아무런 기능도 없는 — 표면이 울퉁불퉁한 연한 회색의 — 묵덩어리 같지만 실은 일생 동안 1초도 쉬지 않고 일하는 생명의 살덩어리다.

사람의 죽음을 결정하는 기준을 옛날에는 호흡이 그쳤을 때로 했지만, 최근에는 심장의 고동이 멈췄을 때로 하고 있다. 그러나 한 사람의 죽음은 엄밀히 말한다면, 그 사람의 마지막 뇌세포가 죽었을 때로 정해야 한다. 그러나 마지막 뇌세포의 죽음을 정확히 확인할 수 있는 방법은 현재는 없다. 당신이 이 책을 읽고 있는 이 순간에도 당신의 눈을 통해서 들어오는 글자 하나하나의 획이나 점들은 수천수만 개의 세포를 거쳐 뜻이 판명되고 그에 따라 분류되며, 장래에 쓰일 지식은 기억으로 보관되고 별로 필요치 않은 자료는 버려져 바로 잊혀진다. 보관된 지식은 재정리되며, 과거에 얻은 지식들과 대조 결합되어 새로운 아이디어를 창출해내기도 한다.

 이와 같이 필요한 지식의 선택, 과거 지식의 저장, 과거지식과 새로운 정보와의 결합, 새 아이디어의 창출 등은 당신이 의식적으로 노력하지 않아도 모르는 사이에 뇌의 여러 부위가 협조해서 완성되고 있다. 당신이 이 책을 읽을 때 오른손을 앞으로 내밀고 다섯 손가락을 펴서, 둘째 손가락으로 책장을 넘겼다면 벌써 30여 뼈마디와 50여 개 이상의 근육이 동원된 셈이다. 이들을 조정한 총사령관은 바로 당신의 뇌인데도 당신은 그저 손가락이 책장을 넘겼다고만 생각하는 것이다. 돌아가는 자동차 바퀴를 본 어린 아이가 자동차는 바퀴의 힘으로 달린다고 생각하는 것과 같다.

 이 같은 뇌는 우리가 하는 모든 생각의 원천이 될 뿐만 아니라, 미처 깨닫지 못하는, 엄청나게 방대한, 몸 안팎의 모든 생리작용을 관장하고 있으니 정신과 육체의 움직임은 뇌의 표현일 뿐이고, 어쩌면 우리들의 뇌가 우리들 자신이라고 결론지을 수도 있다.

뇌의 네 가지 특징

우리의 뇌는 이 세상의 어떤 무엇에서도 찾아볼 수 없는 뚜렷한 네 가지 특징을 지니고 있다.

첫째, 뇌는 한없는 능력을 지니고 있다. 뇌가 발휘하는 힘은 눈에 보이지 않는다. 뇌 속에서 제각기 힘을 발휘하고 있는 천억에 가까운 뇌세포들은 그 힘을 한 가지 목적을 위해 통합할 수도 있고, 하나의 세포는 몇 번이고 다시 사용될 수 있으며, 이들 세포들이 여러 가지로 달리 연결됨으로써 다른 힘을 발휘할 수도 있다.

사람의 뇌는 일생 동안 쉬지 않고 작동하지만 그래도 뇌가 지니고 있는 잠재능력의 5퍼센트도 활용되지 않는다고 한다. 나머지 잠재능력은 전혀 활용되지 않은 채로 사람의 죽음과 함께 땅에 묻혀버린다. 결국 사람이 지니고 있는 재주의 5퍼센트로 인류는 오늘날과 같은 찬란한 문화와 문명을 이루어놓은 것이다.

인류가 머리 안에 저장되어 있는 모든 재주의 10퍼센트만 활용할 수 있다면 얼마나 좋은 세상이 될까. 뇌도 몸의 다른 부분과 마찬가지로 쓰면 쓸수록 더 발달하고 민활해진다. 팔 힘을 키우기 위해 사람은 역기로 단련을 한다. 이와 마찬가지로 우리는 깊은 생각이라는 방법으로 뇌의 힘을 다소나마 우리가 원하는 방향으로 발전시킬 수 있다. 천재적인 수학자도 더하기·빼기에서 시작하여 고등수학까지 생각하는 훈련을 거듭해 점차 어려운 문제를 풀 수 있도록 뇌를 발전시킨 것이다.

이제, 뇌가 일찍부터 발달한 '피터'라는 소년의 이야기를 들어보기로 하자. 피터는 1957년 미국에서 태어났는데 생후 18개월 만에 26자의 알파벳을 다 읽을 수 있었고 두 살에 수학·화학 공부를 시작해서 세 살 때는 분수를 이해할 수 있었다. 더 놀라운 재주는 누구든지 자기의 생년월일을 말하면, 그 사람의 10년 후 생일날은 무슨 요일이 될 것이라고 몇 초 만에 알아맞히는 것이었다. 그는 우표와 동전수집 등의 취미도 가지고 있었다. 1962년 8월 그가 다섯 살 되는 해에 뉴욕의 한 천재학교에 입학했는데, 그 어린 나이에 사랑이니 고독이니 신앙이니 하는 개념들을 이야기해 학교 선생들을 놀라게 했다.

피터의 뇌가 이처럼 조숙한 이유에 대해서 학술적으로 정확히 설명할 수는 없지만, 뇌가 지닌 놀랄 만한 잠재력을 보여준 한 예임은 분명하다. 우리는 피터와 같은 아이를 신동이라고 한다. 그 나이에 다른 아이들이 못 하는 일을 하는, 신과 같은 아이라는 말이다. 그러나 피터는 신만이 할 수 있는 일을 한 것이 아니고 그의 뇌가 날 때부터 남달리 조숙한 것뿐이다.

따라서 우리가 현재 알고 있는 지식 또는 할 수 있는 기술만으로 인간의 능력 즉 뇌의 능력에 한계를 긋고 그 이상의 일을 할 수 있는 사람은 초인이라고 규정지어버림은 잘못이다. 우리가 현재 알고 있는 지식은 우리 뇌의 5퍼센트의 능력으로 이루어진 것이기 때문이다. 피터나 초능력자로 알려진 유리 겔러 같은 사람은 선천적으로 뇌 전체가 혹은 뇌의 일부가 조금 조숙한 것뿐이고, 그들의 불가사의한 재주도 뇌의 능력 밖일 수는 없다. 먼 훗날 사람들이 10퍼센트 혹은 20퍼센트의 뇌 능력을 쓰게 된다면 더 놀랄 만한 일을 할 수도 있을 것이다. 결국 우리는 막연히 인간의 능력에는 '한계'가 있다고 말하지만 뇌가 지니고 있는 잠재력의 한계에 대해서는 어느 과학자도 말할 수 없다.

뇌를 더 발전시키기 위해서는 주위로부터 끊임없는 자극이 있어야 하며 합리적인 생각을 깊이 하는 훈련을 거듭해야 한다. 신체 다른 기관의 세포와는 달리 뇌세포는 커지기는 해도 세포수가 증가하지는 않는다. 그리고 18세가 지나면 하루에 2만~5만 개가량이 죽어 없어진다. 새 세포가 생겨 이를 보충하지 않으므로 나이가 들수록 소멸된 세포 때문에 뇌에는 빈틈이 많이 생겨 무게가 줄어들게 된다.

빈틈이 생기면 살아남은 옆 세포가 신경섬유를 연장시켜 그 빈틈을 지나서 다른 세포와 연결을 맺는다. 사람의 지능은 뇌세포의 총수보다는 뇌세포 사이에 얽힌 신경섬유의 복잡함과 비례하는 것이다. 우리가 어렸을 때도 뇌세포의 총수는 지금과 별 차이가 없었지만 세포들끼리의 연결이 빈약해서 지능이 낮았던 것이다. 말을 못하는 어린 아이의 언어센터 세포들은 연결이 거의 없다. 그러나 차차 말을 배워감에 따라 세포들이 신경섬유를 연장시켜

서로 그물처럼 얽히게 된다. 많은 세포가 더 복잡하게 연결되면 그에 비례해서 말을 잘하게 된다. 사람이 깊은 생각을 많이 하고 공부와 경험을 많이 쌓으면 새로운 신경섬유의 연결이 많아져 머리가 영리해진다. 이리하여 한 개의 뇌세포가 그 주위나 멀리 떨어져 있는 수천수만 개의 다른 구실을 하는 세포들과 연결을 맺으면 그 세포는 여러 가지 다른 구실에도 영향을 미치게 된다.

이렇게 해서 수학공식을 외울 때 쓰인 세포들이 애인과 속삭일 때 쓰인 세포들과 연결되어 수학공식을 생각해내려고 애쓰는데

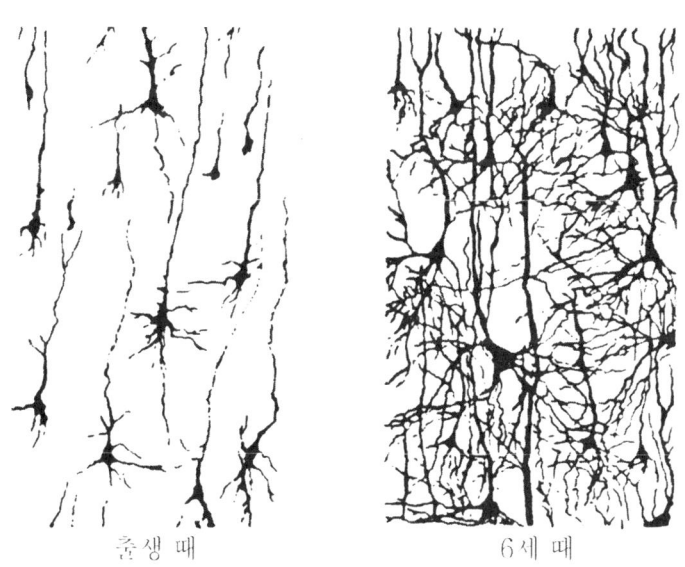

출생 때   6세 때

[그림2.1] 언어센터의 신경세포 발달
단조롭고 서로 격리되어 공백과 간격이 넓었던 뇌세포들은 성장하면서 수상돌기로 연결을 맺고, 그 크기도 증대된다.

공식은 생각나지 않고 애인의 얼굴과 목소리만 선하게 떠오르는 현상도 생긴다. 우리는 이를 잡념이라고 하지만 실은 수학공식에서보다도 애인에게서 더 깊은 인상을 받았기 때문에 뇌세포가 애인의 얼굴을 선택한 것이다. 신경세포에 의한 자극의 전달은 보통 1초에 135미터가량의 속도로, 전기 화학적인 방법을 통해 이루어진다. 코에 들어온 된장국 냄새는 뇌의 냄새센터까지 몇 만 분의 1초 동안에 전달되어 저녁식사 때가 되었음을 알게 하고, 눈앞에 날아오는 돌을 보자마자 시신경은 뇌의 시각센터에 보고하고, 뇌는 목 근육에 명령을 내려 자신도 모르는 사이에 번개같이 고개를 숙여 돌을 피하게 한다.

이와 같은 능력·에너지·빠른 속도 등은 뇌의 가장 큰 위력이라 할 수 있다. 천억 개에 가까운 뇌세포가 발휘할 수 있는 능력은 사고력으로 나타나 우리의 삶을 넉넉하게 해주고, 그들이 조정하는 에너지는 근육을 통해 놀랄 만한 힘으로 나타나며, 신속한 자극 전달 속도는 위험에서 피할 수 있게 해주기 때문이다.

둘째, 뇌는 사람의 모든 움직임과 의식·무의식의 센터이다. 당신이 부드러운 옷감을 만져본다고 하자. 그때 손가락 자체는 그 옷감이 부드러운지 딱딱한지, 얇은지 두꺼운지, 말랐는지 젖었는지 아무런 판단도 내리지 못한다. 손가락 끝 피부에 있는 감각세포가 옷감에서 받은 정보 그대로 뇌의 감각센터에 보내면 감각센터는 이 촉감 정보를 눈으로 보고, 코로 맡은 냄새 등 다른 감각기관에서 들어온 정보들과 종합하여, 이를 분석하는 부위로 보낸다. 그러면 이 부위는 이전에 들어와서 저장되어 있는 자료들과 대조해 본 뒤 손가락이 만지고 있는 옷감이 어떠한 것인가를 판단하게 되는 것이다.

또 뇌는 의식적인 또는 무의식적인 생리작용의 중심이 될 뿐만 아니라 정서 · 느낌 등의 출발점이기도 하다. 사랑과 미움, 신뢰와 의심, 희망과 절망, 기쁨과 슬픔, 이 모든 느낌은 뇌에서 일어나는 전기 화학적 반응으로 생긴다. 당신이 점심상에 오른 맛있게 보이는 갈비찜을 보았을 때, 갈비찜 그 자체는 당신에게 아무런 작용을 하지 않는다. 그러므로 갈비찜을 맛본 적이 없는 외국 사람이라면 그저 한국 음식 가운데 하나려니 하는 생각뿐일 것이다. 그러나 과거에 맛있게 먹어본 적이 있는 당신은 먼저 군침이 돌 것이다. 지난날 친한 친구와 갈비찜을 안주 삼아 술을 마시며 정담으로 밤을 새운 적이 있는 사람이라면, 지금은 먼 나라에 가고 없는 옛 친구가 그리운 생각이 들 것이며, 또 어떤 이는 갈비찜을 맛있게 해 주시던 돌아가신 어머님이 떠올라 눈시울을 적시기도 할 것이다. 갈비찜 한 그릇이 풍기는 이미지는 이처럼 보는 사람의 현재와 과거에 겪은 경험에 따라 여러 가지 다른 느낌을 일으킨다.

뇌는 사람의 마음과 행동의 센터이다. 그것은 사람이 뛰어난 솜씨로 악기를 다루게도 하고 훌륭한 그림을 그리게도 한다. 악기 없이도 마음의 귀로 리듬과 노래를 들을 수 있게 하고 캔버스 없이도 마음의 화폭에 아름다운 그림을 수놓게도 한다. 방에 앉아서 상상으로 테니스 연습을 하게도 하고 어려운 수학문제의 답을 꿈속에서 얻게도 한다. 실로 우리가 알고 있는 일 가운데 뇌를 거치지 않는 것은 하나도 없다. 우리의 감각을 통해서 하는 일, 희로애락의 모든 느낌, 실제 또는 상상을 통해서 얻어진 일 등의 중심이 되는 곳이 바로 우리 머리 안에 들어 있는 뇌인 것이다.

셋째, 뇌는 개인마다 각기 다르게 생겼으며 따라서 각기 다르게 작용한다. 뇌는 심장이나 콩팥처럼 다른 사람의 것으로 바꿀 수 없다. 만일 뇌를 바꾸면 그 자신은 사라져버리고 바꾼 뇌의 주인이 그 머리 안에 앉아 그를 대신해버린다. 그러므로 인간 생명의 독자성과 유일성·존엄성이란 곧 뇌의 독자성·유일성·존엄성을 말하는 것이기도 하다.

우리가 기억 못하는 일은 다 우리 머리에서 사라져버렸다고 생각하기 쉽다. 그러나 우리가 겪은 모든 과거사는 컴퓨터에 한번 기록된 프로그램이 저절로 지워지지 않듯이 하나도 없어지지 않고 뇌세포 기억신경회로 안에 화학물질로 저장되어 있다. 그러므로 사람이 하는 생각과 행동은 그가 타고난 화학물질에다가 태어난 뒤 겪은 여러 가지 경험이 보태져 저장된 신경회로들이 통합되어 나타나는 화학작용의 집대성이고, 그렇기 때문에 사람마다 고유한 특이성이 있다. 따라서 부부일심동체란 말은 어불성설이라 할 것이다. 남자와 여자는 나면서부터 뇌의 유전물질이 다르고, 자라면서 겪은 경험에 따라 생기는 뇌세포 사이의 연락망이 다르므로 생각과 언행이 꼭 같을 수 없다.

그러나 타고난 유전성은 어찌할 수 없지만, 자라온 환경과 교육, 종교, 경험 등이 비슷하면 뇌 안에 생기는 뇌세포 사이의 연결망이 서로 비슷할 확률이 높아지므로 생각이 가까워질 확률도 높아진다. 오래 산 부부는 생각과 행동이 닮는다고 하는 말은 이를 두고 하는 말이 아닌가 싶다. 이렇게 볼 때, 한 부부가 혹은 한 단체가 한 몸으로 단합되기를 바라기보다는, 서로 다른 개체가 양보와 협조로 조화를 이루어 서로 닮으려고 노력하는 편이 뇌의 생리로 보아 더 자연스러운 바람일 것이다. 우리 뇌는 사람에 따라 각기 다르므로 그가 하는 생각과 행동 또한 독특하며 세상에 생각이 똑같은 두 사람은 있을 수 없기 때문이다.

넷째, 뇌는 가장 중요한 일에 그의 능력을 집중하는 선택성을 지니고 있다. 우리의 심장이 잠시도 쉬고 있을 수 없듯이 우리는 한 순간도 생각을 멈출 수 없다. 귀에는 항상 무슨 소리인가 들리고 눈을 뜨면 무엇인가가 보이고 눈을 감으면 오만 가지 모습이 눈앞에 어른거린다. 우리가 아무 일도 생각하지 않고 자는 동안에도 뇌는 생명을 유지하기 위해 쉬지 않고 활동하고 있다. 심장이 쉬지 않고 뛰는 것도 뇌가 심장 근육을 조정해서 뛰도록 하기 때문이다. 수많은 자극이 항상 우리의 뇌로 들어오는데, 이 많은 자극들을 '동시에 동등하게' 취급하려 할 때 신경쇠약증이 생긴다.

그러나 다행히 우리의 뇌는 여러 자극 가운데서 중요한 것을 최우선적으로 선택해 거기에만 총력을 기울이는 성향을 가지고 있다. 이 때문에 온 정신이 책에 집중되어 있을 때는 친구가 불러도 들리지 않는다. 또 시험 준비에 골몰하고 있으면 잠도 오지 않는다. 보고픈 사람의 얼굴을 잊으려 해도 잊을 수 없는 것은 그 얼굴이 무엇보다도 중요하기 때문이다. 이러한 뇌의 집중능력은 일을 성공으로 이끄는 데 큰 도움이 된다. 이 집중능력이 부족한 사람은 이 일 저 일에 손만 댔다가 한 가지 일도 완성하지 못하고 물러서고 만다.

이 같은 뇌의 집중능력을 의도적으로 높일 수도 있다. 조용한 경음악으로 귀에 들어오는 잡음을 막으며, 눈을 감고 한 가지 일만을 깊이 생각하는 습관을 기르는 것도 좋은 훈련 방법이다. 남의 일에 대한 관심으로 쓸데없이 뇌의 에너지를 낭비하지 말고 자기에게 가장 중요한 일이 무엇인가를 알고 그 일에 온 정력을 집중하는 버릇을 길러야 할 것이다.

뇌의 순응성

인생의 전성기는 20~50세라고 하는데, 이는 뇌의 전성기와도 일치한다. 한 사람의 뇌가 완전히 성숙하는 때는 18~20세(때로는 25세까지)로 왕성한 활동의 종점은 50세를 전후해서다. 뇌가 성숙하는 과정을 3단계로 나누어 특징을 살펴보자.

유년기(15세까지) 뇌의 여러 부위 사이에 신경망을 구축하는 일을 집중적으로 하는 시기다. 출생 전후에 꽤 많은 뉴런이 소멸되는 시기가 있지만 대체로 유아 때 지니고 있던 뉴런 수를 일생 동안 유지하면서 살아간다. 이처럼 뉴런의 수는 일생 동안 큰 변화가 없지만 뉴런을 연결하는 신경회로는 태아 시절에 형성되는 일부를 제외하면, 대부분 출생 뒤에 겪는 경험의 자극을 받으면서 형성된다.

뉴런의 수가 아무리 많아도 뉴런들끼리 정보를 교환하는 통로인 신경회로를 서로 연결해주지 않으면 뉴런이 구실을 못하게 된다. 우리가 두세 살 이전에 겪었던 일들을 성장해서는 거의 기억 못하는 것도 기억 뉴런 수는 당시에도 많았지만 이들을 연결하는 신경회로가 충분하지 않아 기억을 저장하지 못한 까닭이다.

하등 동물의 뇌는 출생 전에 대부분의 신경회로가 형성되어버리기 때문에 태어나면서부터 본능적인 행위를 다 할 수 있고, 또 이 행위만을 지속하면서 일생을 살아간다. 대조적으로 사람의 뇌는 출생 전에는 생존에 꼭 필요한 운동 뉴런과 감각 뉴런, 기타 뉴런들 사이에 약간의 신경회로가 형성될 뿐 대부분의 신경회로는 출생 후의 환경에서 겪는 여러 가지 경험의 자극신호에 따라 새롭게 형성된다. 그럴 때마다 새로운 지식이 뇌에 새겨진다.

이처럼 출생 전에 신경회로가 거의 완성된 상태로 태어나는 동물의 뇌와, 생존에 필요한 기본적인 신경회로만을 갖추었을 뿐 더 많은 회로가 형성될 빈 공간을 지니고 태어나는 사람의 뇌, 이 간단한 차이점이 타고난 본능대로만 살아가는 동물의 세계와 새로운 문화를 지속적으로 창조하면서 살아가는 인간의 세계를 갈라놓는 출발점이 되기도 한다[그림4.3].

청년기(15~25세) 뇌의 성숙이 완결되는 기간이다. 뇌의 성숙은 전두엽, 그 가운데에서도 전전두피질의 성숙에서 끝을 맺는다. 이 시기가 18~20세(때로는 25세까지)로 고등학교 교육을 마치는 시기에 해당된다. 뇌에서 좌전전두피질은 지혜의 창고이고 뇌 전체의 기능과 인간 행위의 전체를 총괄하는 사령관이다. 사람의 모든 지혜가 여기에서 우러나온다. 여기에 형성되는 지혜의 신경회로는 주로 우리 생활에서 얻어지는 경험의 자극을 받고 형성된다.

그래서 사람이 태어나서 성장한 시기(생활 경험의 자극)에 따라 생각과 표현이 현저히 달라질 수 있다. 예를 들면 똑같은 일기예보를 듣고도, 아날로그 시대에 청년기를 보낸 할아버지는 "오늘 날씨가 꽤 춥다"고 하는데, 디지털 시대에 교육을 받은 손자는 "오늘 기온은 영하 5도쯤 되겠다"라고 표현한다. 그래서 할아버지는 '영하 5도'라는 말을 못 알아듣고, 손자는 '꽤'라는 말이 몇 도를 뜻하는지 제대로 이해할 수가 없어 자연적으로 세대가 단절된다.

할아버지와 손자의 좌전전두피질에 있는 뉴런 수는 비슷하지만, 이들의 성장기에 형성된 신경회로가 할아버지는 아날로그식 생각을 하게끔, 손자의 신경회로는 디지털식 생각이 우러나오도록 형성되었다. 그런데 이러한 신경회로는 고정된 것이 아니기 때문에 할아버지도 디지털 방식으로 구성된 컴퓨터를 배워 사용하거나 과학책을 자주 읽어 디지털식 정보를 뇌에 입력하면, 할아버지의 좌전전두엽에 있는 아날로그 신경회로는 점점 디지털식으로 바뀐다. 이렇게 새로운 환경에 적응하는 뇌의 성질을 뇌의 '순응성' 또는 '유연성(plasticity)'이라고 한다.

장년기(25~50세) 장년기의 뇌는 신경회로의 변경을 통해서 순응성을 널리 발휘하는 성질이 있다. 뇌의 순응성이란 생활 경험에서 입력되는 새로운 자극에 대한 적응력을 말한다. 뇌에 이러한 적응력이 있기 때문에 우리는 새로운 것을 배워 쉽게 우리의 능력 범위를 계속 확대할 수가 있다.

두뇌의 순응성은 두뇌를 이해하는 데에 가장 중요한 기본이 된다. 심장이나 허파 등 다른 기관은 일평생 본래 정해진 작동만을 반복하지만, 뇌는 신체의 안팎의 환경의 변화에 알맞게 순응 또는 적응하면서 작동하는 유연성을 지니고 있다. 이러한 순응성은 새로운 환경의 변화에 적응할 수 있는 신경회로를 조립하는 것부터 시작된다.

뇌의 순응성이란 다시 말해 다른 뉴런들과 새롭게 신경회로를 형성하거나, 낡은 신경회로를 강화하거나, 기존의 신경회로를 다른 것으로 변형시켜 새로운 회로를 형성하는 뇌의 능력을 말한다. 그리고 신경회로는 다음과 같은 세 가지 원칙에 따라 이루어진다.

첫째, 두뇌가 하는 각가지 기능에는 저마다 특수하게 형성된 정보신호의 통로가 있으며 이 통로들이 모여 두뇌의 방대한 신경회로 망을 형성한다.

둘째, 뉴런은 생물적 전기신호와 화학적 전기신호를 신경회로 망을 통하여 서로 정보를 교환한다.

셋째, 어떤 특수한 뇌 기능에 관여하는 신경회로는 자극신호를 계속 받지 않으면, 그 작동을 멈추고 결국은 위축되어버린다.

이렇게 해서 형성된 신경회로가 우리 뇌에 가득 차 있다. 동물의 생리 현상이 복잡하면 할수록, 뇌가 성숙하는 기간이 더 오래 걸린다. 사람의 경우 18~25년이다. 즉 나이가 25세가 되어야 뇌 가운데서 가장 늦게 성숙하는 좌전전두피질 뉴런들이 미엘린 수초 형성을 완료하기 때문이다. 그래서 뇌가 다 성숙되었다는 말은 뉴런들의 크기가 다 컸다는 뜻도 되지만, 뇌의 기본 신경회로가 완성되었음을 의미한다.

　이때 개개인이 갖춘 신경망의 패턴은 20년 동안 겪은 경험에 따라 다소 다르겠지만, 같은 환경에서 자란 사람들끼리는 대동소이하다. 그래서 경상도, 전라도, 함경도 등에서 자란 사람들이 쓰는 말은 서로 다르지만 다 같은 음파 자극을 받으면서 한국말을 배웠기 때문에 의사소통에는 아무런 지장이 없다. 반면에 한국인 뇌의 기본 패턴을 갖고 한국에서 태어난 아기가 출생 후 바로 외국에 나가서 자라게 되면, 그 나라 말의 음파 패턴에 순응하는 언어 신경회로가 형성된다. 그리고 그의 언어센터에 들어 있는 한국말을 하게 하는 뉴런들은, 한국말의 음파 자극이 입력되지 않아 한국말 신경회로는 발전하지 못하고 위축되어버린다. 결과적으로 그는 한국인의 언어센터를 지니고 태어났지만 한국말은 한 마디도 못 하고 그가 자란 나라말만을 하게 된다. 뿐만 아니라 그의 생각이나 행동, 그의 개성까지도 그가 자란 나라 사람과 같아진다. 그래서 우리가 자란 생활환경의 영향이 우리 인격 형성에 얼마나 큰 영향을 미치는가를 알 수 있다.

　이러한 순응성은 성장기에만 나타나는 것이 아니라 늙어서까지 일생동안 지속된다. 따라서 장년기나 노년기에도 새로운 일이나 기술을 배우려고 반복해서 노력하면, 뇌 안에 새로운 신경회로가 형성되어 얼마 뒤에는 노력 없이도 저절로 잘할 수 있게 된다. 그러나 출생 후 3세까지는 주위 환경의 자극이 아이의 지적 발달의 촉진에는 별다른 영향을 미치지 못한다. 이때는 지적 뇌에 좌전전두피질 뉴런들의 미엘린 수초가 아직 형성되기 전이라서 아무리 풍부한 자극이 입력되더라도 지적 신경회로가 형성되지 않기 때문이다. 그러나 지적 능력이 아닌 음악, 그림, 말소리, 장난감 등의 자극에 일찍부터 접하면 뇌의 조기 발달에 도움이 된다.

3장 뇌 생김새의 대강

신경세포
뉴런의 전정
대뇌피질
대뇌변연계
기저절
뇌간

신경세포

　우리 몸에는 구석구석마다 그곳에서 발생한 각종 메시지(자료와 정보)를 전달하고 그에 반응하는, 모든 신경계의 기본적 단위세포인 신경세포(뉴런, 신경원)가 온몸에 퍼져 한 계통을 이루고 있다. 뇌의 신경세포는 서로 자극을 주고받기에 알맞도록 형태가 발달되어 있다.
　하나의 신경세포는 세 부분으로 나뉘는데, 세포의 중심노릇을 하며 유전물질을 간직하고 들어온 메시지를 처리하는 세포체와, 메시지를 세포체로 받아들이는 수많은 수상돌기, 세포체 안에서 결정된 메시지를 다른 신경세포에 전하는 하나의 축삭돌기가 그것들이다.
　수상돌기는 다시 만여 개의 작은 가지로 나뉘고, 이들이 다른 신경세포와 연결하여 만여 개의 다른 자극을 한꺼번에 세포체로 받아들인다. 세포체에서 결정된 메시지를 다른 세포로 내보내는 축삭돌기는 여러 개의 세포에 메시지를 전하기 위해 그 끝이 여러 갈래로 나뉘었으며 각 가지의 끝은 약간 부풀은 매듭처럼 되어 있고 이 속에는 신경전달물질이 들어 있다.

신경섬유의 길이는 2~3밀리미터에서 1,000밀리미터가량이며, 둘레에는 흰색 지방층으로 된 미엘린 수초가 절연체 역할을 하면서 전기 자극의 흐름을 원활하게 하고 있다. 뇌에는 신경세포 수보다 10배가량 많은 신경교세포(glia cell)들이 있다. 이 신경교세포들은 신경세포들 사이를 메우는 한편, 신경세포에 영양분을 공급하며, 신경세포의 축삭돌기 둘레에서 전기절연체 구실을 하는 미엘린 수초를 형성하고, 신진대사로 생긴 노폐물을 제거해준다. 그런데 재능의 차이에 영향을 미치는 가장 큰 조건은 신경세포의 많고 적음이 아니라 수상돌기를 통한 다른 세포와의 연결의 많고 적음이다. 즉 뇌의 발육과 지능 발달의 척도는 뇌의 크기나 무게가 아니고 세포 사이의 연결 밀도와 그 복잡성이다. 우리가 머리를

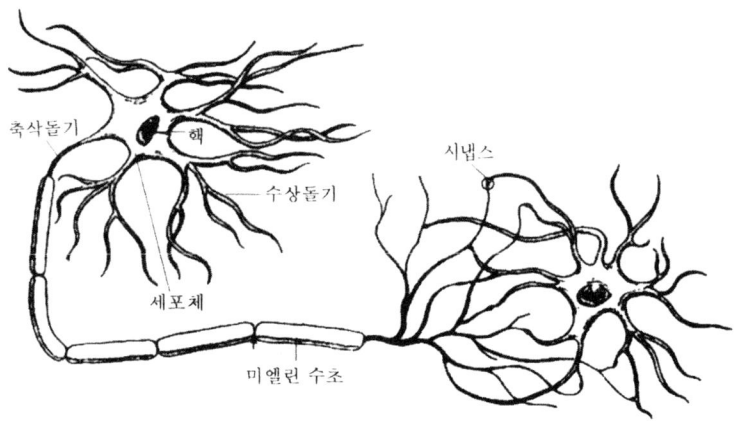

[그림3.1] 신경세포

쓰면 쓸수록 더 영리해지는 것은 뇌세포 수가 증가하기 때문이 아니고, 뇌세포 자체의 크기가 확대되고 세포 사이의 연결이 더 복잡하게 이루어져 더 많은 세포가 그 일을 하는 데 참여하기 때문이다.

그러나 이 연결의 복잡성은 뇌 전체에 일률적으로 나타나는 것이 아니고 태어날 때부터 부분에 따라 정도가 다르고, 생후에도 주위에서 들어오는 자극에 따라 어떤 부분은 일찍, 어떤 부분은 늦게, 어떤 부분은 빨리, 어떤 부분은 더디게 발달한다. 즉 조정하는 기능의 부위에 따라 성장기간 동안 다른 때에 다른 정도로 발달하는 것이다. 예를 들어 음악의 신동들은 우뇌에 자리 잡은 멜로디센터의 세포 사이 연결이 일찍부터 시작되어 빨리 증가된 이들이다.

우리 신체의 다른 세포와 마찬가지로 각 뉴런 안에도 23쌍의 염색체가 들어 있고, 각 염색체는 비꼬인 두 가닥으로 DNA를 보유한다. 유전정보의 기본단위인 DNA 또한 유전자가 3만~4만개 가량 모여서 되었고, 세포 안에 머물고 있는 이들 유전자는 우리 생명을 유지하게 하는 여러 가지 단백질 형성을 위한 지시암호가 포함되어 있다. 그리고 이 지시에 따라 생성된 단백질은 각 세포로 하여금 분열을 하거나 그 밖의 다른 여러 가지 기능을 하도록 하여 우리의 생명이 끝날 때까지 지속적으로 생리작용을 하게 한다.

사춘기의 성유전자는 비활성 상태로 있다가 특정한 때에 맞추어 자동적으로 활성화해 특수한 생리 기능을 하게도 하고, 갱년기의 성유전자는 특정한 때를 맞추어 자동적으로 비활성화해 진행

중인 생리작용을 멈추게 한다. 또 고양이의 시각 뉴런 유전자 같은 경우는 외부 환경에서 자극신호를 받아야만 비로소 활성화해 세포의 특정한 기능을 발휘한다.

세포 안에서 일어나는 어떤 한 가지 기능을 완성시키기 위한 유전 암호는 한 개의 유전자 안에 다 포함되어 있는 것이 아니다. 한 조를 이룬 여러 개의 유전자가 그 기능의 최초 단계를 조종하면, 또 다른 조의 유전자들이 그 다음 단계를 떠맡고, 그 다음 단계는 또 다른 유전자 조가 조종하는 식의 과정에 따른 분업을 통하여 그 한 가지 기능이 완성된다.

뇌가 생성되는 초창기에 유전자는 뇌가 다양한 기능을 수행하게끔 뇌 안에 다양한 유형(類型)의 뉴런이 생성되도록 지시하고, 이들 다양한 뉴런들에게 각자의 구실에 따라 위치를 배정한다. 또 여러 가지 신경전달물질과 이들을 접수하는 수용체의 형성 등도 유전자가 지시한다. 즉, 뇌가 형성되는 초창기에 각 뉴런들은 자기 안에 들어 있는 유전자의 지시에 따라 각각 행동을 취한다.

그러나 형성된 뉴런이 더욱 더 발달한다든지, 그 뉴런이 지니고 있는 모든 잠재 능력을 다 발휘한다든지, 또는 있는 잠재 능력을 다 발휘할 기회 없이 도중에 쇠약해져 죽어버린다든지 하는 일들은 유전자의 조종 외에 외부에서 들어오는 자극을 적절히 받느냐 받지 못하느냐에 따라서 정해지기도 한다.

이러한 예는 우리 뇌의 언어 중추에 있는 뉴런을 통해서 쉽게 알 수 있다. 언어 뉴런들은 출생 뒤 14~18개월이 되면 외부에서 들어오는 사람의 말소리를 들은 대로 흉내 내서 말할 수 있는 능력을 갖추게 된다. 이러한 언어 뉴런의 잠재 능력으로, 모든 아이들은 저절로 모국어를 익혀 말을 잘 한다. 그러나 어떤 아이는 불행하게도 아기 때에 두 귀에 귓병을 앓고 고막이 파손되었다. 주위 사람들의 말소리를 전혀 못 듣게 된 이 아이는 말의 음파 자극을 받지 못하기 때문에, 뇌의 언어 뉴런들이 신경회로를 형성하지 못하고 쇠약해지거나 혹은 죽어버린다. 그래서 어른이 되어 인공 고막을 삽입해도 말을 익히지 못한다.

성인 뇌 안에 있는 뉴런의 수는 1천억 개에 가깝다고 한다. 그러나 이 많은 뉴런의 수를 정확히 셀 수 있는 방법이란 물론 없고, 뇌의 어느 작은 부분의 세포 수를 현미경으로 세어 본 후 뇌의 전체 부피를 참작하여 계산해 낸 숫자다. 이 많은 뉴런들은 그들이 하는 기능 즉 사람의 말소리와 새소리를 헤아리는 능력, 새로운 것을 배우는 능력, 배운 것을 기억하는 능력 등 그 기능에 따라 뇌의 특정한 위치에 집단을 이루어 자리 잡고 있다.

태아가 8개월 쯤 성장하면 뉴런의 축삭돌기를 둘러싸는 미엘린 수초가 형성되기 시작해서 18~20세에 전전두피질 뉴런의 수초 형성으로 끝난다. 뉴런의 수초 형성은 두뇌 전체에 일률적으로 이루어지는 것이 아니고 뇌의 부위에 따라 다른 시기에 이루어진다. 대체로 운동 뉴런과 감각 뉴런은 출생 전에 제일 먼저 수초를 형성한다. 수초 형성이 완성되면 뉴런들 사이를 연결하는 신경회로망도 형성되어, 뉴런들이 정해진 기능을 할 수 있다. 그래서 아기가 출생한 뒤 바로 손발을 움직이며 입을 벌려 힘차게 울기도 하고, 젖을 빨기도 하고, 대소변을 보기도 하는 등, 근육 운동도 하고 배고픔도 안다. 이는 출생 전에 아기 뇌의 운동 뉴런과 감각 뉴런에 이미 미엘린 수초와 신경 회로가 형성되었기 때문이다. 또 술을 많이 마신 다음 날은 머리가 멍하고, 나이가 많아지면 친구의 이름이 잘 생각이 나지 않는 것은 뉴런이 죽어서가 아니라 술로 말미암아, 또는 늙어서 뉴런의 미엘린 수초가 훼손되었기 때문이라고 한다. 한편, 술로 말미암아 수초의 훼손은 2주일 뒤면 회복이 된다고 한다.

 거의 모든 뉴런들은 다른 많은 뉴런들과 신경회로를 거쳐 정보를 교환한다. 한 뉴런이 연결을 맺는 뉴런의 수는 몇 백 때로는 몇 천 개가 넘는다. 뉴런의 축삭돌기의 발아는 뉴런이 간직하고 있는 유전자의 지시에 따르지만, 일단 발아된 축삭돌기가 연결하고자 하는 표적(target) 뉴런을 향해서 더욱 신장하기 위해서는, 뉴런 주위에 있는 여러 가지 화학 물질과 축삭돌기의 성장을 돕는 성장소가 축삭돌기의 끝에 있는 성장점에 작용하여 축삭돌기의 성장을 촉진시켜 표적 뉴런의 수용체에 접근할 수 있게 한다. 만약 축삭돌기의 성장점이 이들 화학물질과 성장소에 직면하지 못할 경우 이 뉴런은 성장을 계속하지 못하고 위축되어 소멸된다.

뉴런의 전정

　임신 8개월까지는 일반적인 두뇌 형성 과정이 필요 이상으로 급진적이다. 그 결과 뉴런의 수도 과다하게 많아져 뉴런 개개의 성장과 발전이 저해되는 정도까지 이르게 된다. 그러면 뇌 안에서 '뉴런의 전정(剪定, pruning)'이란 독특한 과정이 태아의 출생 뒤 2주일쯤 전부터 시작되어 많은 뉴런이 소멸된다. 이는 마치 묘목상(苗木商)이 밭에 묘목의 씨를 뿌릴 때 필요 이상으로 많은 씨를 뿌리고, 싹이 난 뒤에는 튼튼한 묘목은 잘 자라도록 주위 공간을 넓혀주기 위해서 너무 배게 심은 곳에서는 약한 묘목을 골라서 솎아 내 버리는 이치와도 같다.

　뉴런은 먼저 DNA가 여러 조각으로 나누어진 후 죽어버린다. 그 뒤 포식 세포의 식작용(식세포가 세균 등을 세포 안으로 잡아들여 소화시키는 작용)으로 소멸된다. 뉴런은 뇌 전체에 균일하게 소멸되지 않고 뇌의 영역에 따라 그 정도가 다르다. 근육을 조종하는 운동 뉴런은 거의 반절이 소멸되는 반면에 척수 뉴런은 비교적 적게 소멸된다. 대뇌피질 뉴런은 전체의 10퍼센트만이 살아남아 충분한 공간을 이용하게 돼 다른 많은 뉴런들과 신경회로를 형성하여 다양한 작용을 한다.

여성은 11세, 남성은 12세가 되면 뉴런의 성장이 가장 왕성하고 각 뉴런들이 서로 신경회로를 맺어 대뇌피질에서 회색질의 조밀화(稠密化)가 극에 달한다. 이때에 두 번째로 뉴런의 전정현상이 대대적으로 일어난다. 그리고 첫 번째 전정이 뉴런의 개수만을 감소시켰다면 이번에는 별로 쓰이지 않는 뉴런 및 신경회로의 시냅스 절단이 동시에 이루어진다. 그래서 대뇌피질의 회색질은 20세 초기까지 1년에 약 0.7퍼센트의 비율로 얇아진다. 이와는 반대로 백색질은 미엘린 수초가 나이를 먹을수록 두터워져 나이가 40세가 될 때까지 계속해서 조밀해진다. 이처럼 쓸모없는 뉴런과 신경회로가 전정 작용으로 제거되어 뇌 안의 신호 대 잡음 비(signal to noise ratio)가 높아지고, 활동신호는 더욱 강화되어 유용한 신경회로들은 몇 시간 또는 며칠 안에 새로운 시냅스 연결을 맺을 수 있게 된다.

이처럼 뉴런의 생존과 소멸에도 다윈의 적자생존의 원리가 적용된다. 그러나 뉴런의 전정 작용은 유익한 면도 있지만 불리한 면도 있다. 즉 뉴런의 전정으로 인해서 나중에 어떤 유익한 학습에 도움이 될 수도 있는, 아직 개발되지 않은 잠재 능력의 일부 또는 전부가 소멸될 가능성도 있기 때문이다.

특히 2차 전정과 거의 같은 시기에 사춘기 호르몬이 두뇌에도 내습한다. 이들 호르몬 가운데서도 남녀의 부신에서 분비하는 부신성 안드로겐(adrenal androgen)은 남녀의 뇌 안에서 강한 반응성이 있어 뇌의 여러 부위에서 수용체에 결합하며, 특히 변연계에 각별하게 강한 반응을 나타낸다. 이 안드로겐이 2차 뉴런 전정 과정에도 가담해서 뇌의 전반적인 기능에 큰 변화를 일으킬 가능성도 있다. 이 사실은 많은 남녀 젊은이들이 사춘기 이전에 잘 하던 노래나 무용 기타 여러 가지 행위와 능력, 특히 외국어를 익히는 능력 등이 사춘기 뒤에는 뚜렷하게 약화됨을 볼 수 있다. 이러한 면은 뉴런 전정 작용이 우리에게 불리하게 작용한 예이다.

또 뇌가 어떠한 기능을 할 때는 한 개의 뉴런만이 활성화하는 것이 아니고 수많은 합창단원이 한 목소리로 노래하듯이 수천수만 개의 뉴런이 일제히 동시에 활성화해 그 한 기능을 완수토록 한다.

대뇌피질

뇌의 위치로 보아 가장 앞에 자리한 전뇌(前腦)에는 뇌의 대부분을 덮고 있으면서 뇌 전체의 80퍼센트를 차지하는 대뇌피질이 포함된다. 3~4밀리미터 두께의 대뇌피질은 여러 감각기관을 거쳐 들어온 정보를 판단하며, 지혜·사색·기억능력 등의 터전이기도 하다. 대뇌피질이 속한 대뇌는 좌우 두 쪽으로 나뉘며, 우뇌는 신체의 왼쪽 부위를 관할하고 좌뇌는 오른쪽 부위를 관할한다. 좌우 두 개의 반구는 신경섬유 다발로 된 뇌량에 따라 연결된다. 전뇌 안쪽 중앙부에는 신경세포군이 뭉쳐서 된 시상(視床)이 있는데, 이 시상은 몸의 각부에서 들어오는 감각정보를 받아들여 중요한 것만 선택해 정신집중을 조정하고, 대뇌피질에서 나오는 명령을 근육으로 전달하는 노릇을 한다.

중뇌는 전뇌와 후뇌의 중간에 위치한 대단히 작은 뇌이다. 중뇌가 속한 뇌간(腦幹)에는 호흡이나 심장의 고동 등 무의식운동을 조정하는 연수(延髓)가 있고, 뇌간의 중심부에 자리 잡고 있는 망상체(網狀體)는 우리를 깨워 정신을 차리게 해주는 기관이다. 우리가 아무 의식이 없을 때는 잠을 자고, 의식이 어렴풋이 있을 때는 꿈을 꾸고, 의식이 온전히 회복될 때 잠이 깨고, 커피를 마시면 정신이 또렷또렷해지는 것은 이 망상체가 대뇌피질을 조정해 깨어나게 하기 때문이다. 뇌에서 가장 발달된 대뇌피질의 활성화가 원시뇌에 속하는 망상체에 의해 조정된다는 것은 참으로 아이러니한 현상이다. 만약 이 망상체에 손상을 입으면 아무것도 의식하지 못하는 식물인간이 되고 만다.

소뇌(小腦)와 뇌간의 일부를 합쳐서 후뇌(後腦)라고 부른다. 소뇌는 머리 뒤쪽에 자리 잡고 있는 세 조각으로 된 조그마한 뇌인데 움직일 때 몸의 균형을 유지해주는 기능을 가지고 있다. 소뇌는 모든 운동을 관할하지만, 소뇌 자체에서는 어떠한 운동도 일으킬 수 없다. 다만 대뇌피질의 운동센터에서 나오는 명령 또는 전신근육에서 들어오는 운동신호들이 소뇌를 경유할 때, 이들을 검열 조

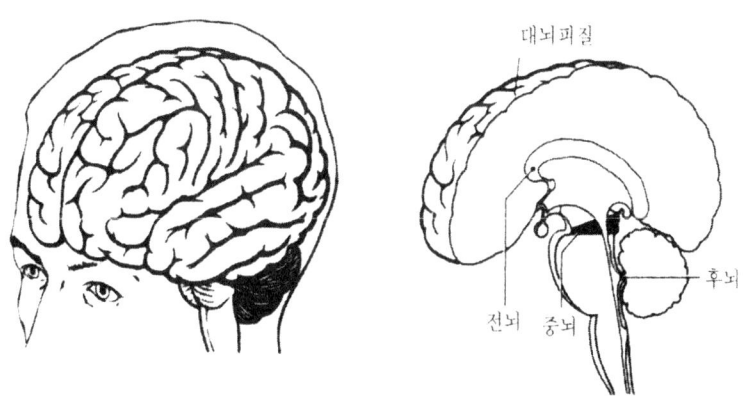

[그림3.2] 두개골 안 뇌의 위치(좌)와 좌우로 절단된 우뇌

정하여 균형 잡힌 움직임을 할 수 있게 한다. 눈을 감고 밥을 먹어도 수십 개의 필요한 근육이 적절하게 조정되어 숟가락을 코에 넣지 않고 틀림없이 입에 넣게 되는 것도 소뇌의 기능 덕분이다. 훌륭한 발레도 수천 개나 되는 근육이 소뇌의 조정으로 기묘하게 잘 조절된 상태이고, 연주자 자신도 의식하지 못할 만큼 빠르게 움직이는 피아니스트의 손가락도 다 소뇌의 민활한 기능 때문이다.

소뇌에 이상이 있는 환자는 걸을 때 비틀거리고 앉아 있을 때도 몸이 한쪽으로 기울며 숟가락질할 때도 밥을 자주 쏟는다. 근육 사이의 협력이 잘 되지 않아 말을 똑똑히 못하고 때로 몸을 덜덜 떨거나 비꼬기도 한다. 술을 많이 마시면 소뇌의 기능이 마비되어 소뇌 이상 환자처럼 비틀거리게 된 다. 또 이 소뇌는 느낌센터인 대뇌변연계(大腦邊緣系)와도 연결이 있어 술 취한 사람은 비틀거리면서도 즐거워하거나 갑자기 성격이 사나워지기도 한다.

피질하핵(皮質下核)이란 대뇌피질 아래 뇌 여러 부위에 자리 잡은 신경세포의 집단들을 말하는데, 이들 신경핵들은 각각 특수한 구실을 한다. 이들 각 신경핵은 서로 연결을 맺고 있으면서, 바깥쪽으로는 대뇌피질과 그리고 안쪽으로는 대뇌변연계와 뇌간까지 연결하는 다리 노릇을 하며, 각 기능 단위조직들의 상호연관을 돕고 있다.

우리 뇌는 기능상 뇌간계(腦幹系), 대뇌변연계, 대뇌피질시상계(視床系)의 세 체계로 크게 나눌 수 있으며 이들은 서로 밀접한 연관을 가지면서도 반(半)독립적으로 그 기능을 행사한다. 뇌간계에는 생존에 필수적인 기능을 행사하는 연수와 뇌 전체를 각성시키는 망상체 등이 포함되고, 대뇌피질-시상계에는 두뇌 활동에서 가장 복잡하고 신기한 기능을 조절하는 대뇌피질과 시상이 포함되며, 그리고 이 두 체계 사이에 '뇌 속의 뇌'라고 불리는 대뇌변연계가 자리 잡고 있다.

대뇌의 표면에서 3~4밀리미터 두께 부분은 대뇌피질이라고 하는데, 천억 개에 가까운 막대한 신경세포의 세포체로 이루어져 회색빛을 띠고 있다. 이곳은 우리의 사색·재능·기억 등이 우러나오는 근원지이기도 하다. 뇌의 진화라는 면에서 볼 때 가장 새롭게 진화된 부분으로, 두개골 안이 좁은 까닭에 버섯처럼 끝을

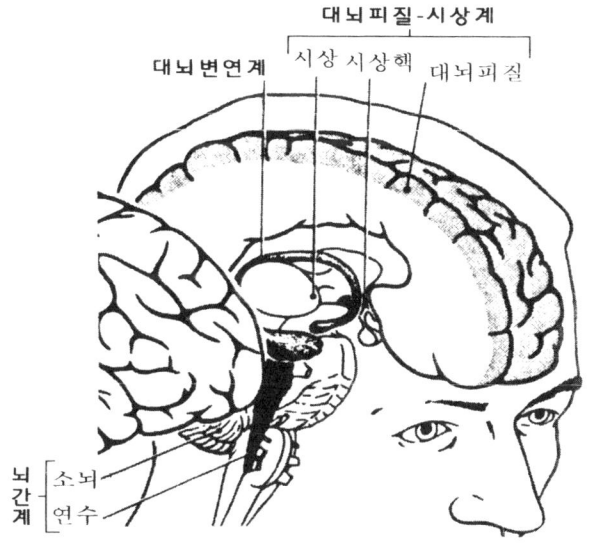

[그림3.3] 대뇌피질의 구조

아래쪽으로 향해 자라면서 첩첩으로 겹쳐 대뇌 표면적의 98퍼센트가 감춰질 만큼 주름이 많다. 대뇌피질의 총 면적은 2,200제곱센티미터나 된다.

대뇌피질은 모양은 같지만 구조는 균일하지 않은 세포들이 모여 여섯 층으로 배열되어 있다. 피질 바로 안쪽은 흰색 신경섬유들로 된 백색체이다. 이들 신경섬유는 라디오 속의 전깃줄처럼 같은 대뇌 반구의 다른 부분을 연결하는, 뇌간에서 들어와서 부챗살처럼 대뇌 전면의 구석구석까지 펼쳐 들어가는, 좌우 두 뇌를 연결하는 뇌량에서 들어온 세 종류로 나눌 수 있다.

대뇌피질은 고랑에 따라 전두엽 · 두정엽 · 측두엽 · 후두엽 등 네 영역으로 구분되며, 그들은 각각 다른 감각이나 운동기능을 관할한다.

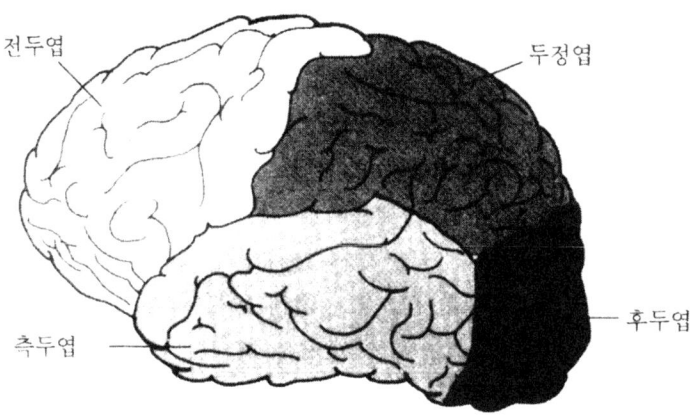

[그림3.4] 대뇌피질의 네 영역

전두엽 가운데 우리의 이마에 해당되는 전전두피질은 이성과 감정과의 사이에 관련이 깊은 부분이다. 이 부분이 손상되면 주위 환경에서 받은 자극에 적절한 반응을 하는 데 지장이 생기고, 사물의 중요성에 대한 순위를 결정하지 못한다. 또 이 부분에 약한 물리 화학적 자극이나 전기자극을 주어도 감정과 행위에 큰 변화를 일으킨다.

전두엽과 뇌의 다른 부분과의 연결에 작은 변화가 있어도 행위에 미치는 영향은 크다. 만일 전두엽과 감정센터들이 자리 잡고 있는 대뇌변연계 사이의 연결이 약화되면, 그 사람의 언행은 매우 불안정하게 되며 시시각각으로 변덕을 부리고 감정센터에 대한 억제력이 상실되어 여러 가지 감정이 함부로 폭발한다. 이와 같은 두 영역의 밀접한 관계는 우리의 생각과 감정의 관계로도 알 수 있다.

정상적인 사람에게는 생각이 없이 감정이 일어나지 않는다. 우리는 누군가 또는 무엇인가 사랑하는 대상이 없이는 사랑의 감정을 가질 수 없고, 우리가 화를 낼 때도 그에 앞서 무엇인가 화낼 일이 있어야 한다. 이와 같은 우리의 생각과 감정과의 관계를 볼 때 전두엽과 대뇌변연계가 밀접한 연관성을 갖고 있음을 알 수 있고, 나아가 전두엽에서 우러나는 생각에 따라서 대뇌변연계에서 우러나오는 감정표현의 정도를 조절할 수 있음을 알 수 있다. 따라서 희로애락의 감정을 좀처럼 나타내지 않는 사람은 전두엽과 대뇌변연계의 관계가 강한 사람이라고 볼 수 있겠다.

전두엽 뒤 끝 피질에는 몸의 여러 운동기관으로 임의적인 명령

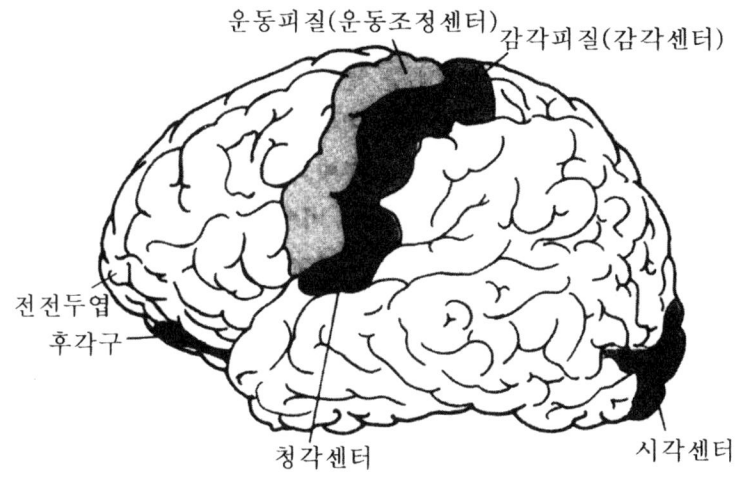

[그림3.5] 뇌의 특수기능 조절센터

을 내보내는 운동조정센터들이 일정한 순서로 배열되어 있고, 두정엽 앞쪽과 전두엽이 맞닿는 부위에는 몸의 여러 부분에서 들어오는 접촉·온도·아픔 등의 감각자극을 받아들이는 감각조정센들이 일정한 순서로 배열되어 있다[그림4.3]. 이 특수 감각센터들은 이 센터가 연결되어 있는 특수 감각기관에서 자극이 들어올 때만 기능을 발휘한다.

  뜨거운 차를 마실 때 먼저 입술 감각세포들이 뜨거움을 느끼면 입술 운동조정센터는 입술 근육에 명령을 보내 차를 입 안으로 보내버리게 한다. 그러면 이제는 혀 감각세포들이 뜨거움을 느끼고 입술 감각세포들은 뜨거움을 느끼지 않는다. 뜨거운 자극이 없어져버렸기 때문이다. 이와 같이 각감센터는 연결되어 있는 감각기관이 자극을 보낼 때만 기능을 발휘한다. 이때 차가 너무 뜨거우면 입술 운동조정센터는 입술에게 뱉어버리도록 명령을 내릴 것이다. 그런데 입술은 감각을 받아들이는 구실보다는 말할 때 움직이는 운동량이 더 크므로 전두엽에 자리한 입술 운동조정센터의 넓이가 두정엽 입술 감각센터의 넓이보다 훨씬 넓다.

후두엽에는 시각센터가 자리 잡고 있어 우리 눈을 통해서 들어온 자극이 모두 여기에서 처리되고, 측두엽에는 청각센터·언어센터가 자리 잡고 있다.

뇌의 각 특수기능 조절센터의 구조는 계층적이다. 가장 중심부에는 그 특수자극을 받아들이는 감각세포군이 있고 이 감각세포군 다음에는 들어온 자극을 분석하는 분석세포군이 있으며, 이 분석세포군 다음에는 부세포군이 있고, 그 다음에는 연합세포군이 있다.

특히 이들 연합세포군은 근접한 다른 감각센터에 속하는 연합세포군들과 뚜렷한 한계가 없이 서로 혼합되어 있어, 다른 감각기관을 통하여 들어온 정보까지도 연합하고 정돈해 하나의 뜻있는 의사가 형성되는 데 기본적 구실을 한다. 우리가 어떤 물건을 만져서 촉각으로 얻은 정보는, 눈으로 본 크기나 모양에 대한 정보들과 연합되고, 이것이 다시 과거에 얻은 기억과 대조된 뒤에야 그 물건이 무엇이라는 것을 깨닫는다. 좌우 뇌의 기능이 한쪽 뇌에 편중된 것도 대뇌피질에 있는 특수기능 센터의 부세포군, 연합세포군들이 감각기관에서 들어온 동일한 자극을 다루는 과정에 차이가 있기 때문이라고 한다.

전두엽에는 성격에 관계된 센터들이 자리 잡고 있으나 각각 다른 성격을 조정하는 이 센터들은 생명에 관계가 깊은 감각센터·운동센터·언어센터들처럼 그 영역이 뚜렷하게 구분되지는 않는다. 그러나 전두엽에 손상을 입은 환자는 판단력·통찰력 등이 결여되고 자신감은 증가하면서도 일하는 능력, 정신집중력, 자제력 등이 약해지며, 성격도 거칠어진다.

사람의 앞이마가 고양이·개·원숭이의 앞이마보다 훨씬 더 앞으로 튀어나온 것은 앞이마뼈 안에 자리 잡고 있는 전전두엽(前前頭葉) 대뇌피질이 이들 동물보다 훨씬 발달되었기 때문이다. 만일 앞이마 속 뇌에 손상을 입으면 그 사람은 계획성·조직성 등을 상실하고 성격도 거칠어진다. 전전두엽은 연합신경섬유로 대뇌피질 모든 영역과 연결을 맺고 있을 뿐만 아니라 정신집중을 돕는 시상, 감정을 다스리는 대뇌변연계의 일부인 편도와도 연결되어 희로애락의 감정표현 정도를 조정하는 데도 깊이 관여한다.

당신이 길 저쪽에서 오는 친구를 만났다고 하자. 그가 어느 지점까지 오면 당신은 그의 목소리를 듣지 않고도 눈짐작으로 누구인지를 알 것이다. 그가 더 가까이 와서 당신을 부르면 그의 음성을 알아차린다. 이때 당신의 뇌세포들은 시각과 청각신경을 거쳐서 들어온 자극들을 함께 연합해 '친구 누구'라는 인식을 하게 된다. 그러나 뇌졸중 등을 앓아 시각센터와 청각센터 주위의 부세포군들 사이에 연락이 막힌 환자는, 연합조정력이 상실되어 친구의 목소리를 듣고서야 그가 누구인지를 확실히 알게 된다고 한다. 이러한 현상은 시각분석세포들이 친구에게서 오는 자극을 받아들였지만 뇌졸중이 시각세포군 영역에 일어나 부세포들의 기능이 마비되어 그 자극을 뜻있는 형태로 편성할 수가 없어서 생기는 것이다.

전두엽의 뒷부분인 운동피질에 배열되어 몸 각 부위의 임의적인 운동을 관할하는 운동센터들은 긴 축삭돌기를 가진 거대 신경세포들로 구성되어 있고, 이 긴 축삭돌기들은 척수를 거쳐 몸 각 부분의 근육까지 뻗어 있다. 운동피질과 접한 앞쪽에는 전 운동세포 또는 분석세포로 된 전(前)운동피질이 있는데, 여기에서 어떤 자극에 대한 반응프로그램을 준비해 운동피질에 전달한다. 전 운동피질의 앞쪽은 전전두엽인데, 여기는 프로그램을 짜내는 곳으로 이곳에서 우리의 결심 즉 어떠한 행동을 취할까 하는 복잡한 결정들이 굳어진다. 컴퓨터로 비유해 설명하자면, 운동피질은 컴퓨터 몸체에, 전운동피질은 프로그램에, 전전두엽은 프로그램 작성자에 해당한다.

전전두엽의 주된 구실은 우리가 취하는 여러 가지 행동이 결정되기까지의 배경을 조성하는 일이다. 전전두엽은 정신활동 특히 언어에 의존하는 행위의 조성자이다. 이 전전두엽이 훼손되면, 무감동해져 주위에서 일어나는 어떠한 일에도 흥미를 갖지 못하고, 의욕도 잃게 된다. 반면 주위에서 일어나는 사소한 일에도 곧 정신이 산란해지고 어떠한 사태에 처했을 때 핵심을 파악하지 못한다. 뿐만 아니라 먼 훗날을 위한 희망과 계획을 세우지 못하고 눈앞의 일에만 집착하며 좀 복잡한 일에는 아무런 흥미도 못 느끼기 때문에 단순한 생각만 한다. 그가 하는 말은 아무런 설득력도 없고 방향과 목적이 없어 주위 사람들을 당황하게 한다. 대개 불평을 하기 일쑤고 무의미한 말만 한다. 사소한 일에 노발대발하다가도 갑자기 벙어리처럼 말을 그쳐버리기도 한다. 그의 행동이나 말은 복잡함을 피하고 되도록이면 단순한 것을 몇 번이고 반복하는 쪽으로 기운다.

사람은 대뇌피질에 있는 잠재력을 5~6퍼센트밖에 쓰지 못하고 죽는다고 한다. 사람의 대뇌피질은 태어날 때부터 다른 동물에 견주어, 임무가 부과되지 않은 여백의 세포, 즉 활성화하지 않은 부분이 아주 많다. 쥐 같은 동물은 태어날 때부터 운동조정센터나 청각·후각·시각과 체내 감각센터들이 대뇌피질 거의 전면에 분포 발달되어 있어 출생 후 단시일 안에 거의 다 성장해버린다. 이처럼 생존에 기본적인 센터들이 대뇌피질을 거의 다 차지하고 있기 때문에, 다른 자극을 받아들일 여유가 없어, 타고난 이상의 것을 배우지 못한다.

이에 견주어 사람은 태어날 때 대뇌피질에서 생명의 기본이 되는 감각센터, 운동센터가 차지하고 있는 면적이 극히 작고, 그 대부분은 활성화하지 않은 공백상태로 남아 있는 것이 특징이다. 우리들이 초등학교부터 대학교에 이르기까지 공부를 하고 사회생활을 하면서 얻은 경험과 책이나 문헌에서 얻은 많은 자극을 대뇌피질에 보내 놓고 있는 신경세포들을 활성화시키면, 이들은 수상돌기와 신경섬유를 더 뻗어 다른 세포와 더 많은 연결을 맺고 더 많은 시냅스(synapse)와 신경전달물질을 만들어 우리들의 능력은 더욱 향상된다.

시상(視床)은 뇌의 안쪽에 자리 잡고 있는 한 쌍의 작은 달걀처

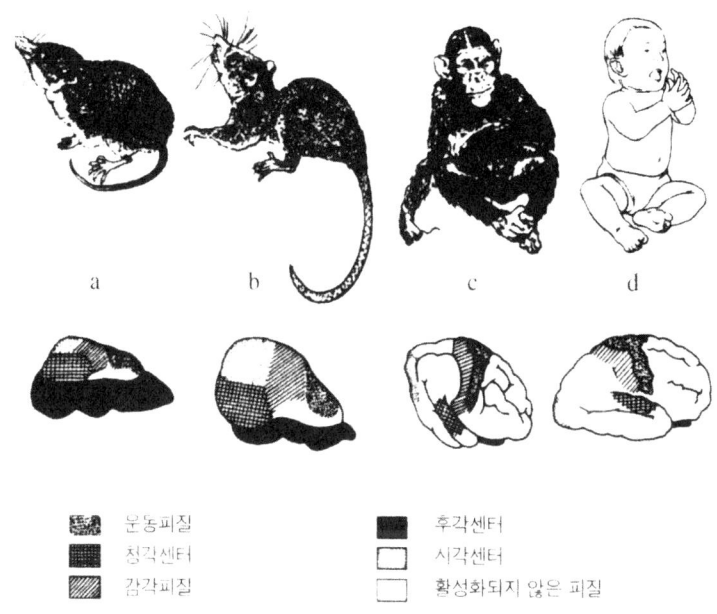

[그림3.6] 태어날 때 활성화하지 않은 대뇌피질

 위 그림은 사람과 동물이 태어날 때 활성화되지 않은 대뇌피질의 양을 비교한 것이다. 주로 냄새를 맡아 먹이를 찾아야 하는 땅뾰족쥐(a)의 대뇌피질은 후각센터가 태어날 때부터 넓은 영역을 차지하고 있고, 주로 눈으로 먹이를 찾아야 하는 나무뾰족쥐(b)의 대뇌피질은 시각센터가 많이 발달했으며, 원숭이(c)와 사람(d)의 대뇌피질에는 쥐에 견주어 감각 등을 조정하는 데 쓰이지 않고 백지로 남아 있는 부분이 아주 넓다. 백지로 남아 있는 부분은 차차 자라면서 배우고 생각하는 데 쓰이게 된다.
 사람에게는 이 공백의 피질이 가장 넓으므로, 많이 배울 수 있고 또 많이 발달하여 출생 당시와 견주어 어른은 월등히 높은 지능을 가질 수 있게 된다.

럼 된 기관으로, 감각세포를 통해 들어온 모든 정보 자극 가운데서 필요한 것을 선택해서 특정 부위로 전하고 중요하지 않은 사항은 거절하는 구실을 한다. 만일 시상의 정보 선택 기능에 장애가 생기면 우리의 감각기관을 거쳐 들어오는 모든 정보는 무분별하게 대뇌에 전달되고 대뇌는 필요·불필요를 가릴 능력이 없으므로 대수롭지 않은 일까지도 중요시하는 정신분열증세를 일으킨다. 중요한 강의를 열심히 듣고 있는 학생에게 옆 친구가 하는 말이 들리지 않는 것도 시상의 배려와 선택 때문이다. 그러나 망상체에서 들어온 정보만은 대뇌피질 전면에 일률적으로 보내진다.

대뇌피질에 포함된 뉴런들은 여섯 단계의 층을 형성하며 배열되고 같은 층에 자리 잡은 뉴런들은 형태와 기능이 비슷하다. 배아 발생 뒤 2개월이 되면 뇌의 가장 깊숙한 내부에 있는 뇌실 주변에 많은 원시 뉴런이 생기고, 이들은 유전자의 조종에 따라 증식을 계속하면서 뇌의 외부를 향하여 이전한 뒤 대뇌피질의 첫째 층을 형성하기 시작한다. 그 후 같은 방법으로 원시 뉴런들이 계속 이전하여 둘째 층, 셋째 층 등의 순서로 대뇌피질 안에 6층의 뉴런 층이 형성된다.

임신 후 3개월이 되면 태아의 크기(머리에서 엉덩이까지)는 9센티미터쯤 되고, 그 뒤 5개월이 될 때까지 대뇌피질 안의 뉴런은 증식과 성장을 거듭하여 그 절정에 이른다. 이때쯤 아기는 가볍게 움직이기 시작한다. 그리고 7개월이 되면 뉴런들의 증식에 따라 대뇌피질 회색질의 면적이 계속 넓어지면서 백색질 속으로 밀려 들어가서 대뇌 표면에 고랑과 두둑이 형성된다. 이때쯤 되면 태아의 두개(頭蓋) 연골 조직도 차차 굳어져 두개골로 된다.

원시 뉴런이 지정된 층으로 이전하면 세포분열을 반복해서 같은 뉴런의 집단이 형성된다. 같은 집단의 뉴런들은 공통된 화학물질과 수용체를 통하여 서로를 알아본다. 이렇게 해서 뉴런의 집단이 형성되면 각 뉴런들은 한 개의 축삭돌기와 여러 개의 수상돌기를 돌출시켜 시냅스를 형성하고 서로 연결해 신경회로를 조성한다.

신경회로는 같은 층뿐만이 아니고 뇌 전체로 발전한다. 두뇌의 내부에서 원시 뉴런들이 유전자의 조종으로 미리 지정된 경로를 따라 지정된 뇌의 위치에 도달하는데, 이 과정이 어떻게 해서 이루어지는지 그 기전(mechanism)은 아직도 규명되지 않고 있다. 그런데 때로 이전하는 원시 뉴런들이 지정된 뉴런 층에 자리 잡지 않고 다른 층에 머무는 경우가 있다. 이는 대뇌피질의 여섯 층의 뉴런들은 각 층에 따라 뉴런의 형태가 약간 다르기 때문에 잘못된 층에 머물고 있는 뉴런은 현미경 검사로 쉽게 찾아낼 수 있다. 그런데 정상의 대뇌피질 뉴런들 가운데서도 약 3퍼센트는 잘못된 층에 자리 잡고 있음이 밝혀졌다. 그리고 이렇게 잘못된 층에 자리 잡고 있는 뉴런의 비율이 높으면 정신지체(지능지수 70 이하), 간질병, 정신분열증, 미숙아 등 여러 가지 비정상적인 정신질환을 앓게 된다. 이러한 현상은 그 사람의 유전자에 돌연변이가 생겼음을 뜻하는 것으로서, 원자폭탄이 투하된 일본의 나가사키나 히로시마에서 피폭자들 가운데 유전자 변이가 많이 발생된 사실이 이를 실증한다. 2차 세계대전 종결 직전에 투하된 원자폭탄의 방사능에 노출된, 임신 2개월 전후의 임산부가 출산한 유아들 가운데에는 신체적인 불구자도 많았지만 정신적 비정상아가 많았다. 이런 환자들의 시체 해부 결과는 거의 모든 환자들의 대뇌피질의 두께가, 정상인의 3~4밀리미터에 견주어 더 얇았다. 대뇌피질이 얇다는 사실은 적절한 양의 뉴런이 대뇌피질로 이동되지 않았음을 뜻한다. 이러한 사실은 뉴런의 이전 경로를 지시해야 할 유전자들이 원자폭탄의 방사능의 영향으로 유전자 돌연변이를 일으켰음을 말해 준다.

완전히 성장한 대뇌피질 표면에는 많은 두둑과 고랑이 있다. 그런데 이 두둑과 고랑의 위치와 모양은 어떠한 사람들의 뇌에서나 대체로 비슷한데, 자세한 모습은 사람에 따라 독특한 점이 많다. 유전인자가 꼭 같은 일란성 쌍생아 사이에서도 사소한 차이점이 있기 마련이다. 손가락 무늬(指紋)이 개인마다 다른 것과 같이, 대뇌 표면도 뇌문(腦紋)이라는 독특성을 보인다.

일란성 쌍생아는 한 개의 수정란에서 같은 유전자를 지니고 태어 낳기 때문에 한 평생 모든 것이 같아야 하지만 동일하던 쌍생아의 형질은 성장함에 따라 점점 차이점이 늘어난다. 특히 생활환경이 다르면 더욱 그렇다. 뇌의 외형뿐만 아니라 체험, 성질, 지능 정도도 비슷하면서 명백한 차이점을 찾아 볼 수가 있다. 그래서 대뇌피질의 모습과 그 사람의 특성은 타고난 유전인자의 힘과 자라난 환경 문화에서 겪는 여러 경험의 자극이 합하여 이루어짐을 알 수 있다.

따라서 살아가면서 겪는 경험이 사람마다 다르고, 나이가 많을

수록 그 차이가 크다. 사람들의 개성도 나이가 많은 노인일수록 서로 뚜렷하게 다르다. 그러므로 세대 간의 단절(흔히 말하는 세대 차)도 두 세대가 각각 살아오면서 겪는 경험이 너무나 다르고 성장한 환경 문화의 자극이 현저하게 달라서, 서로 다른 사고방식이 발생하기 때문에 나타나는 현상이다. 옛날 농경 시대에는 남쪽이나 북쪽의 환경이 비슷했고, 할아버지가 배운 천자문을 손자도 똑같이 배우는 등 시대의 변천도 거의 없었기에 서로 공통점이 많아 북쪽 지방과 남쪽 지방 사람의 기질도 비슷하였고, 아버지와 아들 사이에는 세대의 단절이란 말도 없었다. 이는 옛날 사람들이 대뇌 피질의 양상이 대동소이했음을 말한다.

대뇌변연계

대뇌변연계(大腦邊緣系)는 좌·우 대뇌의 밑 가장자리에 있는 여러 신경핵의 집단으로, 그물처럼 얽힌 신경회로로 서로 연결되어 있는 '뇌 속의 뇌'라고 불리는 뇌의 한 체계이다. 이들은 뇌의 진화과정으로 볼 때, 꽤 오래된 부분으로 파충류와 같은 많은 하등동물에서는 아직도 중요한 역할을 하고 있다.

대뇌변연계에 속하는 핵들로는 후각구(嗅覺具), 투명중격(透明中隔), 뇌궁(腦弓), 유두체(乳頭體), 시상하부(視床下部), 측두엽 내부에 있는 편도(扁桃), 해마(海馬), 뇌량 표면에 밀착되어 있는 대상회(帶狀回) 등이 있다. 이들 조직 가운데 주로 시상하부가 우리의 감정을 유발하는 중심이 되지만 편도 등 기타 조직도 이에 가세한다.

이들 대뇌변연계의 핵들은 생명 보존을 위해 중요한 대부분의 기본욕구와 희로애락의 감정, 그리고 우리에게 가장 중요한 애정과 애착심까지도 일으킨다. 우리 인간이 최고 가치로 여기고 있는 '사랑의 정'이 지성과 이성의 뇌인 대뇌피질에서가 아니고 불수의(不隨意)적인 원시의 뇌, 대뇌변연계에서 비롯된다는 사실은 많은 것을 생각게 한다. 그래서 남녀 사이의 애정, 자식 사랑, 생명에 대한 애착, 소유하려는 욕구 등은 인간 이외의 동물에게서도 볼 수 있으며, 이 마음은 뇌의 불수의적인 부분인 대뇌변연계에서 우러나기 때문에 우리의 이성과 지성의 힘으로 조종하기가 어렵다. "물에 빠진 사람은 지푸라기라도 잡으려고 한다", "부부싸움은 칼로 물 베기다", "자식 이기는 부모 없다" 등의 속담이 말해주듯이 '사랑하는 마음'은 후천적으로 배운 마음이 아니고 타고난 강한 본능으로 이치로 다스리기 어렵다. 종교에 대한 귀의심, 물질에 대한 애착도 따지고 보면 영원한 삶, 안락한 삶에 대한 욕망의 표현으로 대뇌변연계의 생리현상에 그 근원이 있다.

이 대뇌변연계와 전전두엽 사이에는 많은 신경섬유의 연결이 있어 전전두엽에서 우러나는 이성과 대뇌변연계에서 우러나는 감정 사이에 서로 견제하려는 세력다툼이 강하다. 이러한 다툼은 우리가 일상사를 처리할 때 사리(事理)와 정 사이에서 방황하게 되는 어려움을 안겨준다.

1세기 전까지만 해도 사람들은 지능적이고 논리적인 사고는 뇌가 관여하고 감정적인 느낌은 심장이 관여하며, 배고픔은 위가, 그리고 성욕은 성기가 조정하는 것으로 믿었다. 그러나 뇌는 사색도 하지만 느끼기도 하고 식욕도 성욕도 다 조정한다. 인간애·우정·부모애·애국심·향수 등과 같은 고급 감정은 시상하부에 자리 잡고 있는 여러 특수기능 센터의 조정을 많이 따르고, 하급 감정인 공포 · 슬픔 · 성냄 · 기쁨 등은 편도에서 우러난다.

대뇌변연계와 대뇌피질 사이에는 긴밀한 협조 관계가 있어 인간이 이성과 감정 사이의 상호작용을 원만하게 할 수 있게 한다. 대뇌피질에서 나오는 이성이 강해서 대뇌변연계에서 나오는 감정을 억제할 때 아름다운 인간미가 발휘된다. 그러나 이성과 감정의 균형은 깨지기 쉬워서 대뇌변연계가 너무 활성화해 이성을 억누르면 희로애락의 감정이 감당하기 어려울 정도로 강렬해진다. 실로 우리가 교양·수양을 쌓는다는 말은, 대뇌피질에서 나오는 이성을 대뇌변연계에서 나오는 감정보다 더 강하게 하는 훈련에 불과하다. 이러한 훈련을 쌓아감으로써 먹고 마시고 싶은 충동, 싸우려는 충동, 슬픔과 기쁨, 성적 욕구 등 관능적 충동을 자중으로 이끌도록 해야 하겠다. 살아 있는 고양이의 뇌에서 대뇌피질을 제거해버리면 피질의 억제력이 없어지므로 고양이의 정동적(情動的)인 행위는 그 정도가 심해진다.

　이러한 여러 가지 느낌과 관능을 관할하는 대뇌변연계에 관한 연구는 1953년경부터 본격적으로 진행되고 있다. 그 뒤 편도에 있는 감정센터의 이곳저곳을 2~4볼트의 약한 전기가 통하는 미세한 전극으로 자극하는 실험을 통해 분노·기쁨·슬픔 등을 조정하는 센터의 존재를 확인할 수 있었다.

　시상하부는 시상 밑에 있는 엄지손가락 끝만큼 작은 조직인데, 이 기관에서는 여러 자율적인 생리작용 즉 체온·심장고동·혈압·호흡, 체내의 수분유지와 식욕·성욕 등 본능적인 여러 기능을 우리가 모르는 사이에 조정하고 있다. 옛날 사람들은 배고픔을 느끼는 것은 위가 비어있기 때문이라고 생각했다. 그러나 배고픔을 아는 것은 위가 아니고 뇌 속에 있는 시상하부의 식욕센터다. 즉 시상하부에 공급되는 혈액 가운데 포도당의 양이 부족하면 이곳의 식욕센터가 그 사실을 대뇌피질에 알리고, 그러면 우리는 비로소 배고픔을 느끼게 되는 것이다.

1949년 노벨상 수상자인 헤스(Water Hess) 박사는 고양이의 시상하부 여기저기에 전기자극을 가하여 여러 다른 행위를 유발시키는 데 성공했다. 즉 고양이가 먹게도 하고 물을 마시게도 하고 성적으로 흥분하게도 하는 등, 순수한 느낌이 전기자극으로 유발될 수 있다는 사실을 밝혔다.

시상하부의 성욕센터에는 X 혹은 Y의 성염색체를 심은 프로그램이 유전적으로 자리 잡고 있어 성호르몬의 생성과 기능을 조정한다. 즉 남녀 성기의 형성과 그 발육 및 남녀 성격의 차이 등을 유발하는 것이다. 맛있는 음식을 보기만 해도 식욕이 돋고, 잘 생긴 이성을 보기만 해도 성욕이 생기는 것은 우리 의사의 지배를 받지 않는 반사작용이다. 그것은 식욕센터나 성센터가 우리 의식작용과 관련된 대뇌피질에 자리 잡은 것이 아니라 불수의(不隨意) 조직인 시상하부에 자리 잡고 있기 때문이다.

실험에서 숫쥐의 시상하부에 있는 성센터를 전극으로 자극하면 갑자기 쥐의 성기가 발기해 곧 사정을 한다. 사람도 뇌의 시상하부에 이상이 생기면 성기능이 상실된다. 시상하부 안에는 여러 가지 호르몬과 친화성이 있는 특수한 세포들이 있어 혈액 가운데 호르몬 등의 농도를 측정하고 부족할 경우 이를 뇌하수체에 알리는 구실을 한다. 그러면 뇌하수체는 곧 호르몬을 생성하게 하여 부족량을 보충한다.

앞서 말한 바와 같이 배고픔을 아는 것도 시상하부에 있는 식욕센터의 특수세포가 피 속의 포도당량이 감소되었음을 알기 때문이다. 이는 위를 수술로 제거해버린 환자가 때가 되면 배고픔을 느끼게 되는 것으로도 알 수 있다. 뇌세포에 필요한 에너지 보충물은 오직 포도당과 산소이기 때문에 머리를 많이 쓰는 사람은 쉬 피곤함과 배고픔을 느낀다. 이때 설탕물이나 꿀물을 한 그릇 마시고 나면 곧 피로가 회복된다. 시상하부의 식욕센터에 이상이 있으면 손상 입은 부위에 따라 어떤 환자는 한없이 먹으려 하고 어떤 환자는 식욕을 잃기도 한다.

체내수분조정(갈증)센터의 세포막에는 소금기에 친화성이 있는 세포가 있어 혈액 가운데 염분의 양을 측정하고, 너무 염분이 많을 때는 갈증을 일으켜 물을 들어오게 하고, 반대로 낮을 때는 소변을 자주 누어 혈액 가운데 수분의 양을 줄여 염분을 높인다.

편도(扁桃)에는 공포센터도 있어 우리가 위험을 당할 때 이를 피하느냐 혹은 이것과 대결하느냐를 결정짓게 한다. 밤늦게 어두운 거리를 지나 혼자 귀가하는데 갑자기 옆에서 부스럭 소리가 났다고 하자. '기습을 당했구나' 하고 겁에 질린 순간 체내에서는 일대 변화가 일어난다. 먼저 공포센터의 긴장은 시상하부를 활성화시키고, 활성화한 시상하부는 뇌하수체를 자극해 긴장 호르몬인 부신피질자극호르몬(ACTH)과 노르에피네프린을 혈액에 방출케 한다. 혈액 속에 섞인 이 두 긴장 호르몬은 콩팥 위에 있는 부신을 자극하여 여러 기관을 긴장시키는 부신호르몬 및 기타 중요한 호르몬을 내게 한다. 이 가운데 어떤 호르몬은 저장되어 있는 지방질이나 단백질, 전분을 포도당으로 바꾸어 더 많은 에너지를 낼 수 있게 한다. 부신호르몬과 노르에피네프린에 따라 심장의 고동은 빨라지고 혈압은 올라간다. 시야를 넓히기 위하여 눈의 동공은 커지고, 더 많은 산소를 공급하도록 허파의 기관지들은 넓어진다. 소화에 필요한 에너지와 혈액을 다른 근육에 급히 쓰이도록 했기 때문에 소화가 잘 안 되고 부상을 했을 때 피가 빨리 응고되도록 피부 표면에 있는 모세혈관들이 수축된다. 따라서 우리 얼굴을 비롯한 전신의 피부는 푸르게 된다.

이러한 반응들이 한순간에 이루어져 우리는 주먹을 쥐고 싸울 자세를 취하거나, 아니면 평소에는 엄두도 못 낼 높은 담을 단숨에 뛰어넘어 달아나게 된다. 어젯밤에 거뜬히 넘었던 담을 다음날 아침에 다시 넘어보려 하지만 어림없다. 놀랄 만한 힘을 일순간에 나오게 해서 위험을 모면하게 한 것은 우리 뇌의 작은 일부인 편도와 시상하부의 활동에 따른 것이건만 그것을 모르는 사람은 기적이라 믿기도 한다.

이렇듯 시상하부의 뒤쪽에 자리 잡은 편도는 분노 · 공포감 등을 나타낸다. 환자의 편도 한 곳에 전기자극을 주니 명랑했던 사람이 갑자기 화를 내고 고양이의 편도를 자극했더니 가만히 있던 고양이가 갑자기 이빨을 들이대고 씩씩거리며 달려들었다. 나중에 고양이에게서 편도를 제거하니 아주 유순하고 성깔 없는 바보 고양이가 되어버렸다. 투우의 편도에 있는 분노센터에 전극을 꽂고 원거리 조정기로 전기의 흐름을 조정하는 실험에서 전류를 흐르게 했더니 투우는 격노하여 쏜살같이 공격해왔지만 전류를 끊

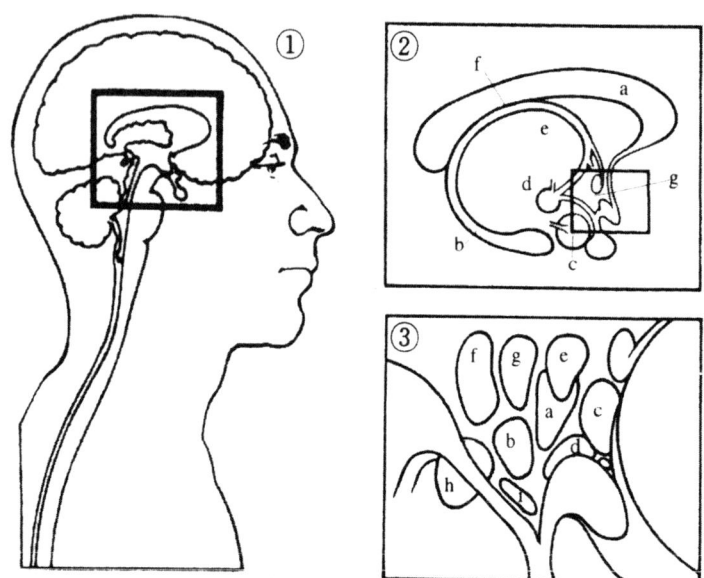

① 대뇌변연계

② 확대한 대뇌변연계
   a.대상회(帶狀回) b.해마 c.편도 d.유두체
   e.시상 f.뇌궁 g.시상하부

③ 시상하부에 자리잡은 생리조정센터들
   a.심장고동 조정센터 b.혈압조정센터
   c.체온조정센터 d.호흡 조정센터
   e.체내수분(갈증) 조정센터 f.성욕센터
   g.식욕센터 h.기쁨센터 i.공포센터

[그림3.7] 느끼는 뇌

어버리는 순간 곧 유순해져 공격할 태세를 전혀 보이지 않았다.

그러나 이들 감정센터들은 매우 가까운 위치에 있기 때문에 서로 중복되는 경향이 있어 각각의 영역을 명확히 구분하기가 어렵고 개체에 따라 그 위치가 다르기도 하다. 일례로 두 고양이의 뇌에 똑같은 장소를 똑같은 방법으로 자극했는데도 서로 다른 반응을 나타낸다. 더욱이 기쁨센터와 분노센터처럼 정반대 행위를 조정하는 두 센터의 거리가 불과 몇 밀리미터밖에 안 되기 때문에 자기가 원하는 센터를 바로 자극하기가 아주 어렵다. 이와 같은 실험 결과로 뇌학자들은 인간 뇌의 전기회로는 사람마다 지문이 다른 것처럼 각 개인에 따라 다를 수 있다고 결론지었다.

한편 느낌센터의 작동은 시소판과 같아서 한쪽이 활성화하면 다른 한쪽은 억제되는 경향이 있다. 즉 쾌감센터에 전기자극을 주면 매우 즐거워하고, 반대로 불쾌감이나 몸의 아픔 등은 감소되며 또 성을 내면 낼수록 평온한 기쁨은 사라져버린다. 마음속으로 불쾌하면서도 겉으로는 유쾌한 듯 웃어 보이나 실은 유쾌함과 불쾌함은 동시에 가질 수 없다. 이로 미루어보아 편도에 자리 잡은 느낌을 조정하는 여러 센터들도 서로 밀접한 연결을 맺고 있음을 알 수 있다.

해마는 우리의 기억을 형성하며 단기기억을 장기기억으로 전환하는 구실을 한다. 간질병 수술로 해마가 절단된 환자가 수술 이전에 있었던 일들은 잘 기억하는데 수술 이후에 일어난 일은 전혀 기억하지 못하는 것으로 보아 기억의 첫 과정에서 해마는 중요한 구실을 함을 알 수 있다. 이 환자는 신문을 읽을 때도 이미 읽은 것을 몇 번이고 되풀이해 읽고 조금 전에 의사의 치료를 받은 것도 기억하지 못하며 그야말로 현 순간만을 알 따름이다.

그러나 해마에 손상을 입더라도 시간이 지나면 다소 기억력을 회복하는 것으로 보아 해마가 기억을 전담하는 기관은 아니고, 오히려 뇌의 여러 영역들은 각각 독자적인 기억을 저장하는 능력을 가지고 있을 것이라고 주장하는 학자도 있다. 그리하여 눈으로 본 기억은 주로 시각센터 영역에, 귀로들은 기억은 주로 청각센터 영역에 저장된다고 보는 것이다.

사람의 감정을 조종하는 시상하부는 사랑, 기쁨, 우정 등 우리의 고급 감정을 다스리는 '감정의 뇌' 구실을 하면서 뇌하수체와 더불어 체내 호르몬 분비를 조절한다. 한편 체온을 37도로 유지케 하고, 혈압·갈증·수면·식욕·성욕 등을 다스리며 우리의 생존에 지대한 구실을 한다. 시상하부의 활동이 정상적일 때는 마음과 행동이 대체로 긍정적이며 희망적이고 감정 표출의 정도를 잘 조절한다. 그러나 시상하부의 활성이 과도할 때는 부정적인 마음과 행동을 하고 성질이 무뚝뚝하며 우울증을 일으키기도 한다. 또 의욕과 추진력이 없어, 하는 일에 좋은 성과가 없다.

시상하부와 편도는 우리 감정이 즐거울 때는 손뼉도 치고 껄껄 웃게도 하고 춤도 추게 하지만, 감정이 슬프면 울게 하고 화가 나면 큰 소리로 욕을 하며 주먹으로 때리기도 한다. 성적 쾌감의 절정인 오르가슴을 느낄 때는 시상하부에 약한 발작이 일어나면서 독특한 쾌감을 느끼게 한다. 그리고 이 발작이 진정되면 시상하부의 활성이 갑자기 저하되어 성욕이 사라져 버린다.

여성의 시상하부는 남성의 시상하부보다도 크다. 그 까닭인지 남성은 한 번 오르가슴을 겪은 후 다시 성적 충동을 회복하려면 오랜 시간이 걸리는데, 여성은 짧은 시간 뒤 성욕이 곧 회복되는지도 모른다. 뿐만 아니라 여성은 남성보다 더 정감이 있고, 그 표현 또한 남성보다 풍부하다. 타인과도 쉽게 돈독해진다. 그러나 시상하부가 크기 때문에 이 기관이 과도하게 활성화할 때는 마음이 쉽게 우울해진다. 특히 사춘기가 시작할 때나 월경 직전, 출산 뒤 또는 갱년기 등 호르몬 양의 변동기에는 우울증세가 발생하기 쉽다.

편도는 감각기에서 입력되는 감각정보를 처리하며, 성냄·무서움·슬픔·증오심 등 하급 감정을 일으켜 우리 이성적인 마음과 더불어 일상 언행에 미치는 영향이 크다. 어떤 사람은 보통보다 큰 편도를 지니고 태어난다. 이런 사람은 아기 때부터 유난스럽게 잘 울고 커서도 사소한 자극에도 곧 스트레스 감정을 일으킨다. 반응성이 낮은 편도 소유자는 아기 때부터도 유순하며 맥박도 1분에 140회 이하로 나타나지만, 편도의 반응이 높을수록 맥박수도 높고 성질도 사납게 된다. 이런 사람들은 거의 모두가 태어날 때의 성질을 일생동안 유지하며 살게 된다. 그러나 성인이 되어 교육과 수양으로 좌뇌 전전두피질의 활성을 강화시키면, 이 피질이 편도에 억제신호를 보내 편도의 감정 분출을 제어한다.

해마는 기억 기능의 중심 노릇을 하는 뇌 조직이기는 하지만, 해마는 기억작용만 하는 기관도 아니다. 해마가 하는 주된 구실은 귀·눈·코 등 감각기관을 거쳐서 들어온 정보신호를 접수해서 이를 더욱 강하게 하여 오래 간직될 수 있는 기억상(記憶像)을 형성하는 일이다. 형성된 기억상은 뇌 전체에 분산된 기억회로에 이송되어 계속 간직되어 우리의 기억으로 남는다.

기저절

　대뇌변연계의 위쪽에 자리 잡고 있는 여러 핵들을 모두 일컬어 기저절(基底節)이라고 한다. 이에 속하는 핵들은 피각(被殼), 담창구(淡着球), 전장(前障), 렌즈상핵, 미상핵(尾狀核) 등이며, 미상핵의 꼬리 말단에 편도가 있다. 이들 기저절과 시상 사이에는 신경섬유 다발인 내포(內包)가 있다. 내포는 대뇌피질로 들어가고 나오는 감각세포와 운동세포의 신경섬유 다발로 되어 있는데, 이들 신경섬유를 통하여 기저절들도 근육운동에 영향을 미친다.
　기저절은 시상 다음으로 뇌의 깊숙한 위치에 자리 잡고 있으며 정신과 감정 그리고 신체의 움직임을 균형 있게 융합하는 구실을 한다. 기저절은 대뇌피질에서 오는 정보를 뇌간과 소뇌로 중계하면서 신체의 움직임이 원활하게 이루어지도록 조종한다. 우리가 흥분하면 발을 구르고, 극도로 신경질이 나면 부들부들 떨고, 무서우면 등골이 오싹해지는 것 따위는, 기저절이 감정과 세심한 신체의 움직임을 균형 있게 융합해서 나타내는 행위의 일부이다. 그리고 글씨를 써서 우리의 생각을 나타낼 때도 기저절이 손을 섬세하게 움직여 글자가 고르게 써지도록 조종한다.

그러나 대뇌피질에서 오는 감정의 강도가 너무 강하면, 기저절이 지나치게 활성화해 정보 중계 능력을 잃어 몸의 움직임을 원활하게 조종할 수 없게 된다. 큰 사고를 냈을 때, 또는 집에 불이 났을 때, 몸을 움직이지 못하고 멍하니 서서 바라만 보고 있는 것도 갑작스런 사고에 놀란 충격이 기저절의 중계 능력을 압도할 만큼 컸기 때문이다. 이와는 반대로 기저절의 활성이 다소 약한 사람은 긴박한 상황에 오히려 겁 없이 대응한다.

태어날 때부터 활성이 높은 기저절을 가진 사람은, 의욕적이고 추진력이 강하며 부지런해서 잠시도 쉬지 못하고 무엇이고 해야만 직성이 풀리는 사람이 된다. 성공한 CEO들 가운데에는 이런 사람들이 많다.

파킨슨병은 기저절에 도파민이라는 화학물질의 공급이 불충분할 때 생기는 병으로서 무의식적으로 손을 떨거나 행동이 굼떠 원활한 운동을 못한다. 반대로 기저절에 도파민의 공급이 과다하면 미친병에 걸리기 쉽다.

뇌 간

 뇌간은 뒤통수 바로 밑 오목한 곳의 안쪽에 해당하며, 중뇌와 척추 사이 약 7.5센티미터 부분인데, 몸의 각 부위에서 뇌로 들어오는 감각 신경섬유와 뇌에서 나오는 모든 운동 신경섬유들이 모두 이 뇌간을 통과한다. 뇌간은 다시 세 부분으로 나뉘는데 윗부분이 뇌교(腦橋)이고 아랫부분은 연수이며, 중심부에는 망상체가 있다.

 연수(延髓)는 불수의(不隨意) 신경계에 의한 반사작용을 조정하는 센터이다. 우리가 잠들어 무의식 상태에 있을 때도 연수는 쉬지 않고 호흡운동, 심장의 고동, 혈압 등을 조정하며, 음식을 삼키는 근육운동을 조종해 입 안에 침을 나오게 하고, 땀을 흘리게도 하며, 또 물이나 음식이 숨통으로 잘못 들어갈 때 재채기로 음식물을 뱉어내게 하고, 부주의로 담뱃불에 손가락이 닿을 때 빨리 팔을 움직이게 하는 등 우리의 생각이 미치기 전에 하는 여러 가지 반사운동을 지배한다. 상부의 지시를 기다리고 있을 시간 여유가 없는 급한 일을 처리해야 할 때는 하부 지휘관의 명령에 따라서 긴급조치가 취해지듯이, 신경계에도 이러한 지름길 명령계통이 있는 것이다. 만일 연수에 이상이 생기면 아픔·차가움·뜨거움을 전혀 모르게 된다.

우리가 정신노동을 할 때는 정신이 말똥말똥 깨어 있어야한다. 즉 의식을 좌우하는 대뇌피질의 세포들이 활발히 작동해야 하는 것이다. 그렇지 못할 때는 졸음이 오거나 인사불성인 식물인간이 되어 사람 구실도 할 수 없고 문화활동도 기대할 수 없게 된다. 이처럼 중대한 대뇌피질의 각성은 대뇌 자체의 작동에 따른 것이 아니고 이른바 원시뇌인 뇌간에 자리 잡고 있는 망상체라는 조직의 활동 덕분이다.

뇌간 중심부에는 신경회로가 맞물려서 그물처럼 엉킨 망상체라는 골무만한 조직이 있다. 여기에서 생기는 흥분제인 신경자극 전달물질은 대뇌피질에 자리 잡은 여러 센터 세포군의 활동을 높여서 우리들의 의식상태를 조정하며, 생명유지의 원동력이 되는 여러 가지 생리작용을 활발하게 한다. 우리가 잠자고 있을 때도 이 망상체 조직은 깨어 있어 감각신경이 외부의 위험을 전할 때는 곧 뇌 전체를 깨운다. 잠을 곤히 자던 어머니가 갓난아이의 칭얼대는 소리에 곧 눈을 뜨고 젖을 먹이는 것도 이 망상체 때문이고, 여러 사람이 모인 시끄러운 파티에서 누가 자신의 이름을 부르면 용케 알아듣는 것도, 다 이 조직 덕분이다. 정신이 흐릿할 때 커피를 마시면 커피에 들어 있는 카페인이 망상체에 영향을 미치고, 망상체가 다시 대뇌피질 세포를 자극해 더 예민하게 하므로 정신이 맑아진다.

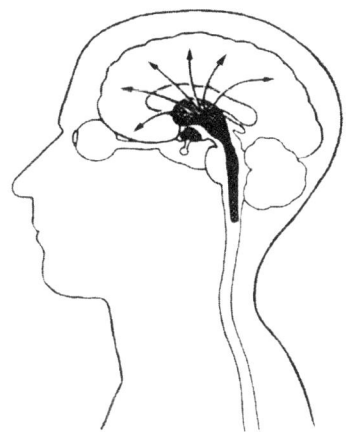

[그림3.8] 망상체
받아들인 자극의 전기력을 증가시켜 대뇌피질의 해당 부위에 보낸다.

 만일 이 조직에 훼손을 입으면 식물인간이 되어버린다. 권투선수가 망상체를 다쳤을 때나 이 조직에 종양이 생겼을 때는 의식 없이 잠만 자는 현상이 일어난다. 이때 친구들이 그의 이름을 부르며 소리내서 울면, 그 울음소리는 환자의 귀를 통해 대뇌피질의 청각센터에 전달되지만, 청각세포가 각성되지 않아 반응은 나타나지 않는다. 어머니가 곤히 자는 아이를 깨우다가 지쳐 자기 방에 안아서 옮겨 놓았다면, 아침에 눈뜬 아이는 잠자리가 바뀐 것을 전혀 기억하지 못한다. 이것도 식물인간 현상과 비슷한 예다.
 망상체가 구실을 제대로 못하면 온몸이 마음도, 혼도, 의식도 없는 나무토막이 되어 버린다. 인간을 만물의 영장으로 승화시킨 우리의 정신력도 실은 뇌 안에 있는 골무만큼 작은 부분인 이 망상체의 영향 아래 있으니, 뇌의 위력에 놀라지 않을 수 없다. 나중에 식물인간이 된 환자의 망상체를 치료하는 약품이 나온다면, 긴 잠에서 깨어난 환자는 꿈이야기를 하면서 저 세상에 다녀왔다고 말할 것이다. 이 같은 망상체는 뇌의 경비원 노릇을 한다고 말할 수 있다.

4장 뇌의 기능(Ⅰ)

자극의 전달
뇌전도
뇌의 특수기능 배열도
뇌의 발육
진화의 관점에서 본 뇌와 그 기능
뇌의 임계기(예민기)
자율신경계와 타율신경계
신경전달물질
풍부한 영양과 뇌의 발달
뇌 생김새와 재능과의 관계
분할된 뇌
좌 뇌
우 뇌
좌·우 두 뇌가 생각하는 패턴
언어센터
기 억
연령에 따른 뇌의 능력 변화

자극의 전달

 감각기관을 통해 들어온 자극은 같은 신경세포 안에서는 전기적으로 전해지고, 한 신경세포와 또 다른 신경세포와의 접촉점(시냅스)에서는 화학물질의 작용에 따라 전달된다. 그리고 이와 같은 전달과정은 우리 뇌 안에서는 천억에 가까운 뇌세포와 거의 무한

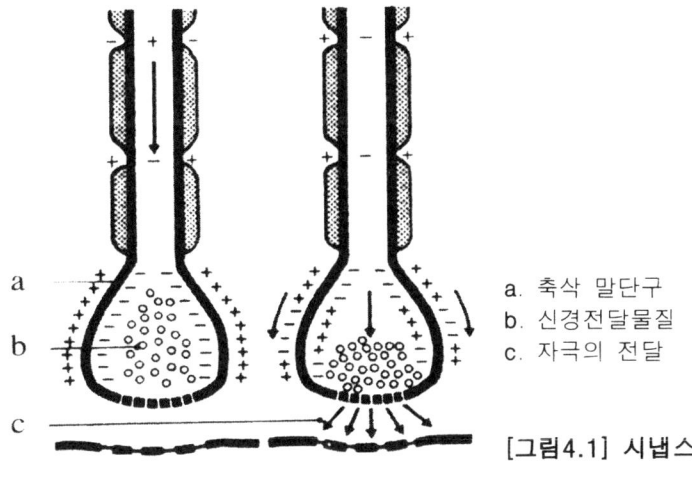

a. 축삭 말단구
b. 신경전달물질
c. 자극의 전달

[그림4.1] 시냅스

대인 시냅스 사이에서 쉴 새 없이 이루어지고 있다.

그런데 우리의 몸 안에도 라디오나 컴퓨터처럼 복잡한 전기회로가 있고, 뇌세포를 포함한 모든 신경세포들은 이 전류로 활성화된다고 말하면 좀 의아하게 느껴진다. 그러나 사실 일상생활에서 우리는 몸 주변에 약한 전기가 일어나는 것을 자주 경험하고 있다. 만년필이나 유리막대 끝을 머릿결에 문지른 뒤, 아주 작은 종잇조각 가까이에 대면 그것이 막대에 달라붙는 것을 볼 수 있다. 마찰로 말미암아 유리막대 끝에 약한 정전기가 발생했기 때문이다. 또 맨발로 카펫 위를 거닐면 때로 발바닥에 약한 전기 쇼크가 느껴지고, 친구와 악수를 하다가도 이를 느낄 때가 있다.

개구리 몸통에서 떼어낸 다리의 한 끝에 약한 전기를 대면 다리 근육이 수축을 일으켜, 다리 전체가 팔딱팔딱 뛰는 것을 볼 수 있다. 이 개구리 다리 끝에 나온 신경에 또 다른 개구리 다리의 신경을 연결시키고 한 끝에서 전기자극을 주면 두 다리가 함께 뛰며 움직인다. 이와 같이 개구리 다리 한 끝 신경에 전기자극을 하면 그 자극은 신경을 통해 반대편 끝에 이르고 다시 여기에 연결된 다른 다리의 신경에도 전달되어 두 다리가 동시에 움직이는 것이다.

사람이나 동물의 신경세포는 일반 체세포와 달리 세포막 위에 약한 전류가 발생하는 발전장치 비슷한 특별한 구조가 있어, 이것이 어떠한 자극 에너지에 접하면 그것을 전류 에너지로 전환한다고 한다. 이 전류 에너지의 주파수와 파장은 들어온 자극 에너지 주파수와 파장에 따라 다르다고 하는데, 신경세포의 전류 에너지 발생과 전달은 신경세포 안팎에 있는 강한 전기를 띤 나트륨 이온(Na^+)과 약한 전기를 띤 칼륨 이온(K^+)에 따라서 생긴 생물성 전류이다.

  자극되지 않은 휴지기 신경세포의 세포막 안쪽에는 칼륨 이온이 나트륨 이온보다 많고 음성 유기 이온이 있어 전기적으로는 음성(−)이고 세포막 바깥쪽은 칼륨 이온이 나트륨 이온보다 적어 양성(+)이다. 휴지기의 한 신경세포가 접촉에너지를 받으면, 그 부분의 세포막의 침투성이 변화를 일으켜 세포막 밖에 있던 많은 나트륨 이온이 안쪽으로 흘러들어가고, 안에 있던 칼륨 이온이 밖으로 나오게 된다. 이러한 이온의 교류는 100만 분의 1초 동안에 이루어진다. 그러면 세포막 안쪽이 양성이 되고 바깥쪽이 음성으로 바뀐다. 그 결과 8,000 분의 1볼트 정도의 생물성 전기신호가 방전된다. 이때의 세포를 활성화한 세포라고 부른다. 이와 같이 세포막 내외의 전극이 바뀐 세포막 부분은 전기자극을 받아 그 옆의 세포막을 자극해서 활성화된다. 이리하여 세포막 안팎의 나트륨 이온과 칼륨 이온의 출입의 반복이 신경섬유의 시발점에서 끝까지 계속되면 필연적으로 전기자극의 흐름이 형성된다. 전기자극이 지나가면 세포막의 침투압은 복귀되어 세포막 내부가 음성, 외부가 양성인 휴지기 상태로 돌아간다. 신경전기자극은 실은 이와 같이 반복되는 신경세포전극의 복극(複極)과 소극(消極)에 따라 생기고 전달된다.

  여러 신경세포 사이에 이루어지는 정보의 교류도 이러한 기본 전류의 변화로 이루어진다. 예를 들면 우리가 손가락으로 물건을 만졌을 때 손가락 끝의 접촉 에너지는 전류 에너지로 바뀌어 다른 신경세포로 전해진다. 우리 눈으로 들어온 수많은 자극은, 하나하나가 각자 고유한 빛의 파장과 주파수를 가지고 눈의 감각세포를 자극한다. 그러면 그 자극 고유의 파장과 주파수에 따른 전류가 감각세포막의 발전장치에 따라 생기고, 이 전류는 서로 연결된 신경섬유를 거쳐서 다른 세포로 전달된다.

그런데 두 신경세포는 전깃줄처럼 직접 연결되지 아니하고 그 사이에 약간의 간격이 있다. 이 간격을 시냅스(synapse)라고 하는데, 이 시냅스에는 액체가 차 있다. 전기자극은 어떻게 이 간격을 건너 다른 세포에 전해지는가. 미켈란젤로의 그림 〈아담의 창조〉에는 아담에게 혼을 넣어주시는 하느님의 손끝과 혼을 받으려는 아담의 손끝이 서로 맞닿지 않고 약간의 간격을 두고 있다. 그러면 떨어진 이 공간을 생명의 기운인 혼이 어떻게 건너가 아담이 혼이 있는 인간이 되었을까.

신경섬유 끝에 도달한 전기자극은 그대로는 이 시냅스를 통과할 수 없고 신경섬유 끝에 저장되어 있는 '신경전달물질'이라는 특수한 화학물질의 작용으로 시냅스를 건널 수 있게 된다. 전기자극이 신경섬유 끝에 도달하면 거기에 있는 전달물질은 그 자극으로 시냅스 전 세포막을 뚫고 그 속에 있는 액체 속으로 나와 확산된 뒤 시냅스 후 신경세포의 수상돌기막에 도달한다. 그리고 시냅스 후 신경세포의 수용체에 자극을 전하고 자신은 다시 본래의 시냅스 전 세포로 돌아온다. 그러면 전달물질을 타고 전해진 자극은, 다시 전기자극이 되어 그 세포의 신경섬유를 거쳐 또 다음 세포로 전해진다. 마치 이 신경전달물질은 강을 건너 편지를 전하는 심부름꾼과 같다 하겠다.

우리 뇌 안에는 수십 가지의 신경전달물질이 있는데, 이들은 생성되는 장소·성질·양 그리고 구실이 모두 다르다. 이들이 뇌 안에서 하는 여러 가지 작용에 따라서 우리의 정신작용이 생기는 것이라고 하는데, 이제 겨우 30여 종의 신경전달물질이 분리 연구되었을 뿐이다. 따라서 이들에 대한 연구는 이제 겨우 시작이라고 하겠다.

이와 같은 전달 경로를 따라 개개의 뉴런들이 연결을 맺어 신경망회로를 형성한다. 두뇌는 염통이나 허파처럼 움직이는 부위는 없다. 다만 뉴런 막에서 일어나는 이온들의 교류만이 뇌의 움직임을 나타낸다. 그리고 이 작은 움직임(action potential)이야말로 뇌에서 일어나는 모든 기능, 우리의 생각, 느낌, 기억, 말, 모든 감각 등이 이루어지는 기폭 장치가 되는 것이다.

뇌전도

 뇌세포는 항상 전류를 발사하는데, 이것을 기계로 기록하면 물결처럼 나타나기 때문에 이 전기 기록을 뇌파(腦波; 腦電圖, EEG)라고 부른다. 사람마다 지문이 다르듯이 뇌파도 다르게 나타난다. 뇌파의 패턴이 다른 것은 사람마다 타고난 유전자, 현재와 과거의 생활환경과 경험, 그리고 뇌세포 사이의 연결상태와 세포 안에 저장된 화학물질 등이 다르기 때문이다.
 뇌세포들의 전류 발사는 뇌 전체에 동시에 그리고 반복해서 일어나 일종의 전파를 형성하는데, 이 전파는 뇌의 부위와 상태에 따라 다소 다르게 나타난다. 그러므로 여러분 머리 위 양쪽에 일정한 간격을 두고 EEG기계 장치의 전극을 금속성 부착제로 붙이고 접촉된 부분에 자리한 수백만 개의 뉴런이 발사하는 전류를 외부에서 측정할 수 있다. EEG기계 장치는 뇌에서 일어나는 1만 분의 1볼트 혹은 그 이하의 전기자극도 탐지해내며 이것을 100만 배로 확대시켜준다. 이를 이용해 매초에 나타나는 주파수를 기록한 표를 뇌전도라고 부른다.

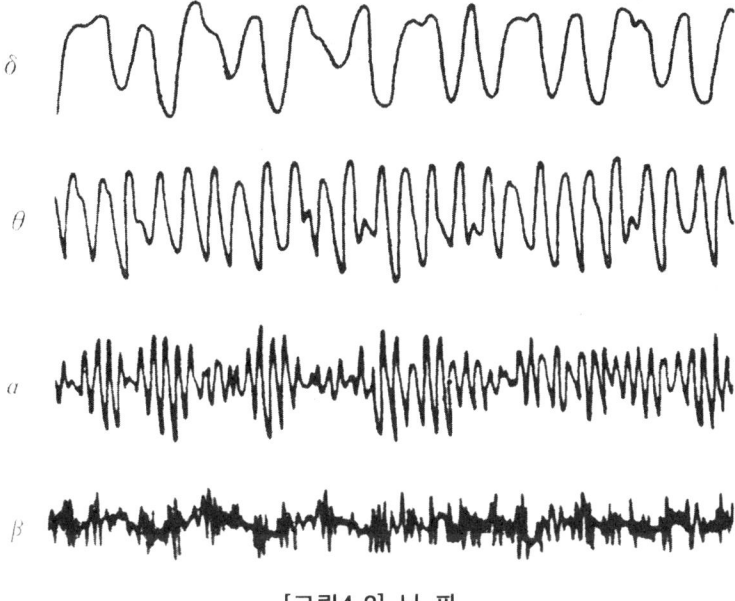

[그림4.2] 뇌 파

 뇌파 가운데 어떤 것은 뇌의 깊숙한 안쪽에서 일어나는 뇌전파를 나타내고, 또 어떤 것은 눈알의 움직임과 관련되기도 한다. 사람마다 뇌 조직이 다르기 때문에 뇌파도 사람마다 특유하게 나타나며, 또 그때의 뇌의 활동상태에 따라 전파의 주파수가 달라진다. 그렇기 때문에 과학자들은 매초에 나타나는 전파의 주파수에 따라 뇌파의 패턴을 델타(δ), 세타(θ), 알파(α), 베타(β)의 네 가지로 분류한다.
 델타 타입은 매초에 1~3헤르츠(Hz)의 주파수로 나타나는 뇌파로 뇌종양 환자, 갓난아이, 깊이 잠자는 어른에게서 볼 수 있다.

세타 타입은 매초에 4~7헤르츠의 주파수로 나타나는 뇌파로서 2~5세 정도의 어린 아이가 꿈꿀 때, 어른이 어렴풋이 잠이 올 때 나타난다.

알파 타입은 매초에 8~13헤르츠의 주파수로 나타나는 뇌파로서 어른들이 눈을 감고 긴장을 푼 채로 아무런 정신활동을 하지 않을 때 나타난다. 눈을 뜨고 정신을 집중하면 곧 베타 타입으로 바뀐다.

창의성은 흔히 뇌파가 알파 타입일 때 떠오른다. 훈련과 수양을 쌓으면 눈을 뜨고도 긴장을 풀어 뇌파를 알파 타입으로 안정시킬 수 있는데, 이런 사람은 스트레스에 시달리지 않는다. 단전호흡이나 요가 또는 선(禪)은 이런 훈련에 속하는 것이다.

베타 타입은 매초에 14~32헤르츠의 주파수로 나타나는 뇌파로서 눈을 뜨고 정신활동을 할 때 나타난다.

우리는 일상생활에서 두 손으로 물건을 들어올릴 때도 있지만 보통은 한 손이 일을 하고 있는 동안 다른 손은 쉬고 있는 경우가 많다. 우리 뇌도 마찬가지다. 우리가 말을 하고 책을 읽고 글을 쓰는 등 언어적인 활동을 하고 있을 때, 좌뇌의 언어센터는 활동형인 베타 타입의 뇌전도를 나타내고, 우뇌에 있는 대칭부위는 알파 타입으로 나타난다. 그러나 적목(積木)실험 같은 놀이를 말없이 하고 있을 때는, 공간인식센터가 있는 우뇌는 베타 타입을 나타내지만 좌뇌는 언어활동이 없으므로 휴지형 뇌파인 알파 타입을 나타낸다.

뇌의 특수기능 배열도

　1930년대 이전의 학자들은 대뇌피질이 전체가 동질이며, 일률적으로 작용한다고 생각했다. 그러나 최근에는 서로 다른 신경전달물질을 사용하는 상이한 상태의 뉴런들이, 대뇌피질의 한 부분에 몰려 특수한 영역을 이루면서 고유한 화학 메커니즘을 가지고 각기 다른 기능을 하고 있다는 기능국재론(機能局在論)을 말하는 사람들이 지배적이다.
　뇌는 통증에 무감각하여 바늘로 찔러도 아픈 줄을 모르는데, 펜필드(Wilder Penfield) 박사는 1928년 6~8밀리볼트의 약한 전기가 통하는 미세 전극으로 대뇌피질 여기저기를 자극해 실험을 했고, 1949년도 노벨상 수상자인 헤스(Hess) 박사는 고양이 뇌의 편도를 전기로 자극한 결과 순하던 고양이가 갑자기 사납게 되는 것을 보고 부위들을 자극하여 여러 가지 다른 행위를 유발시켰다.
　그 후 부분 마취를 한 뒤 뇌 수술을 받은 의식이 있는 환자의 뇌 여기저기에 전기자극을 주어, 각 부위의 기능을 탐지했다. 이 전류는 신경세포의 전기자극과 비슷한 구실을 하므로, 만약 전극을 찌른 부위가 기쁨을 느끼게 하는 쾌감센터라면 환자는 쾌활하게 웃게 된다. 그런데 이때 환자 자신도 공연히 웃는 줄 알고 웃음을 그치려고 애쓰지만 전류가 흐르고 있는 동안은 환자 마음대로 웃음을 그칠 수 없다. 그러다가도 전극을 빼면 동시에 웃음도 그쳐버린다. 이렇게 해서 그 찌른 곳이 쾌감센터임을 알게 되었다.

이와 같은 방법으로 뇌의 여러 부분에 전기자극을 해보고 그로 말미암아 나타나는 행위를 연결지어, 뇌의 각 부위의 특성별로 지도처럼 구역을 나누어 '뇌지도(腦地圖)'를 만들게 된 것이다. 대뇌피질 중심구 뒤쪽에는 온몸의 피부감각을 분담하는 감각피질이 있고, 중심구 앞쪽에는 전신의 근육에 운동 명령을 보내는 운동피질들이 있으며, 운동피질 앞쪽에는 감각기를 거쳐 들어온 외부의 정보를 처리하는 연합피질이 있다. 측두엽에는 청각센터가 있고, 그 뒤쪽에는 언어를 해석하고 기억하는 감각성 언어센터인 베르니케 언어센터가 있으며, 전두엽에는 입 안 근육을 조정하여 말을 만들어내게 하는 운동성 언어센터인 브로카 언어센터가 있다. 후두엽에는 시각센터가 자리 잡고 있다.

그러나 이들 특수한 기능을 관할하는 영역들 사이에 뚜렷한 경계선을 긋기가 어렵고, 뇌 화학이 발달하지 못해 뇌에서 발견되는 어떤 화학물질과 특수한 행위 사이에도, 아직은 뚜렷한 연관을 지을 수 없다. 그래서 어떤 학자들은 뇌는 전체가 한데 뭉친 하나의 조직으로 작동하는 것이고, 어떤 특정한 부위와 정신활동 사이에는 아무런 연관이 없다고 주장하기도 한다. 그 뒤 연구가 진전됨에 따라, 기본적인 감각기능과 운동기능은 대뇌피질의 특정한 부

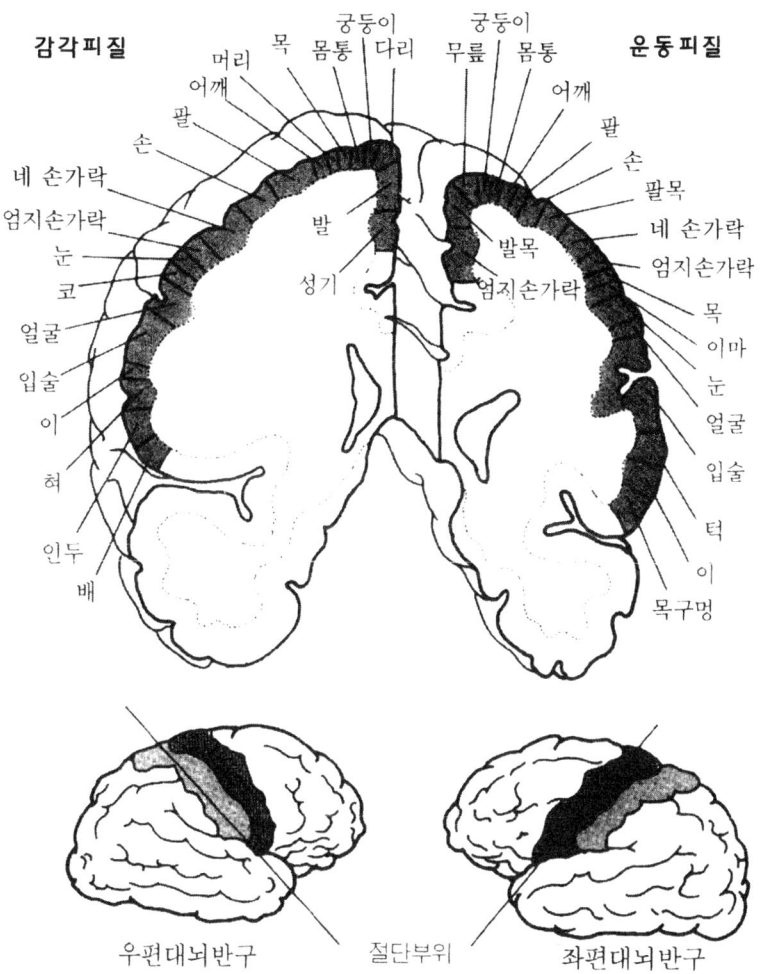

[그림4.3] 감각피질과 운동피질 안의 특수기능 뇌지도

위에서 중점적으로 관할하고, 무의식적인 감정의 폭발 등은 대뇌 변연계에서 개체와 종족유지를 위한 기본욕구는 더 원시적인 뇌 간에서 관할하며, 고등 정신기능의 관할은 뇌 전체에 분산되어 있다고 보게 되었다. 그러나 아직 뇌 화학의 미발달로 우리 마음의 형성과정에 대해서는 전혀 모르는 상태다.

뇌의 발육

우리 인간은 다른 동물과 달리 몸의 크기에 견주어 대단히 큰 뇌를 갖고 있다. 고릴라의 뇌 크기는 450그램, 원시인이 900그램인 데 견주어 현대인의 뇌 크기는 1,200~1,500그램이다. 이처럼 진화와 지능의 발전에 따라 뇌의 크기가 커지는 것을 알 수 있다. 이러한 현상으로 미루어보아 언젠가는 사람의 뇌가 2,000그램이 될 때가 있을 것이라고 예언하는 학자도 있다.

뉴런들이 모여 하나의 뇌를 형성하는 과정은 두 단계로 나누어진다. 첫 과정은 세포 분열을 거친 뉴런 수의 증가이다. 세포 분열은 성인의 신경세포 수인 약 천억 개에 이를 때까지 계속되고 그것이 완결된 뒤에는 다시 분열을 재개하지 않는다. 이때는 태아가 3분의 2 정도로 발육된 때이다.

분열된 새로운 뉴런들은 제각기 부피를 증대시키며 자란다. 뉴런의 부피가 어느 정도에 달하면 다음 과정인 수상돌기와 축삭돌기의 성장 증가에 들어간다.

인간의 뇌는 층을 이루면서 성장한다. 임신 뒤 20일쯤 되면 태

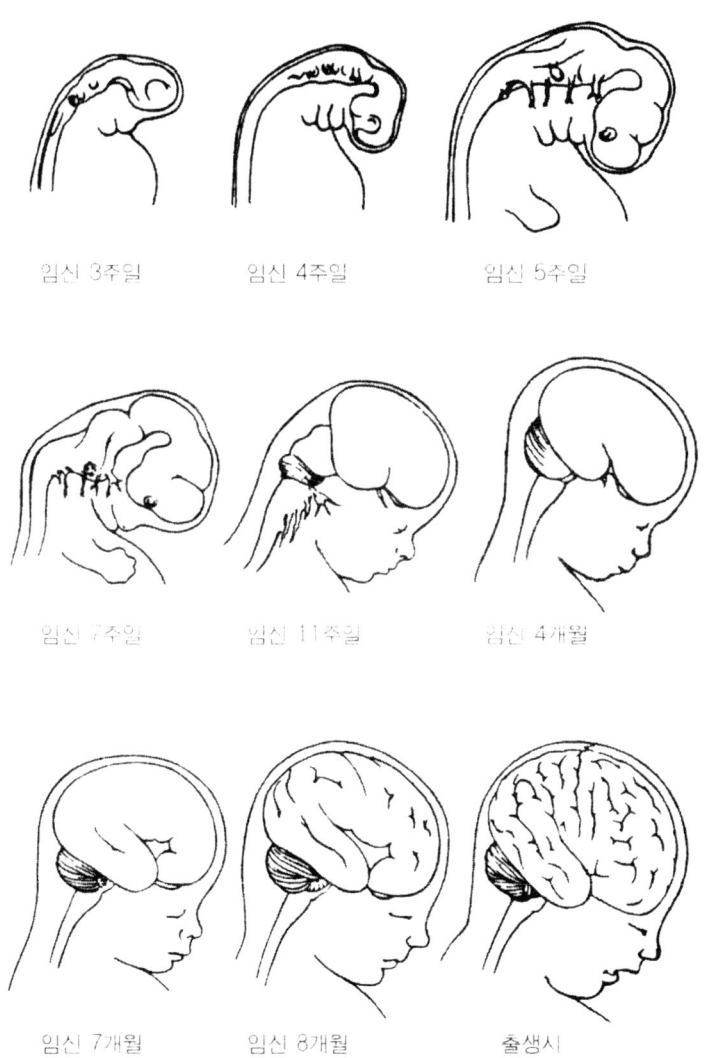

[그림4.4] 태아 뇌의 발육 상태

아 안에 튜브 같은 신경관이 생기는데 나중에 이 관의 한 끝은 뇌로 발전되고 다른 한 끝은 척수가 된다.

앞에서 말한 바와 같이 신경세포는 몸의 다른 기관의 세포와는 달리 일단 성장한 뒤에는 더 이상 분열하지 않는다. 따라서 만약 뇌가 상처를 입으면 절대로 낫지 않는다. 또 임신중에 받은 가벼운 피해는 태어난 후 크게 영향을 미친다. 그러므로 임산부는 술·담배·마약 등을 절대 삼가서 태아를 보호해야 한다. 어머니에게는 소량에 지나지 않은 이들 독물이 갓 발육을 시작한 어린 뇌에는 큰 부담이 되기 때문이다. 특히 기억해야 할 것은 어머니가 임신한 것을 깨달았을 때 뱃속의 태아의 뇌는 이미 발육이 시작된 다음이고, 또 뇌가 어리면 어릴수록 독물에 약하여 그만큼 해독이 크다는 사실이다. 따라서 효율적인 태교를 위해서 젊은 기혼 여성은 술·담배를 아예 입에 대지 않아야 한다.

임신 3개월이 된 태아는 뇌의 첫째 층이 완성된다. 이 층은 태어난 후 우리 몸의 생존을 위한 기본 생리기능을 지배하게 된다. 임신 4~6개월 동안에 대뇌피질이 발육되며 태어나기 전 3개월은 뇌가 전체적으로 자라는 기간이다. 태어났을 때 어린 아이의 뇌는 아직 완전히 발육되지 않는 상태이며 몸무게는 어른의 20분의 1 정도지만 뇌무게는 4분의 1 정도이며, 18~20세가 되면 처음의 3배로 늘어난다. 그리고 20세 이후부터는 하루에 2만~5만 개의 세포가 죽어 1년에 1그램 정도씩 가벼워진다.

뇌의 발육과 기능이 완성되는 데 이처럼 오랜 시간이 걸리는 동물은 사람밖에 없다. 사람의 뇌가 다른 동물의 뇌와 다른 세 가지 특징은 층지어 있고, 몸 부피에 견주어 유난히 크며, 완전히 자라는 데 오랜 시간이 걸린다는 점이다. 이러한 특징 때문에 사람의 뇌는 월등하게 우수한 능력을 가지고 다른 동물세계에서 볼 수 없는 문화를 이룩할 수 있었다.

두뇌 형성 과정은 배아(胚芽)가 형성되기 시작하는 2~3주차부터 시작하여 이 세상을 떠날 때까지 계속된다. 몸에 있는 어느 기관도 뇌처럼 오랜 기간이 걸려 형성되는 기관이 없고, 또 그 기간에 뇌처럼 많은 변화를 겪는 기관도 없다.

수정란은 수정 뒤 분할을 반복하여 1주일이 되면 모양이 똑 같은 100여 개의 원종(原種, progenitor cell)세포로 번식한다. 이들 원종세포들은 둥근 공처럼 단층으로 배열되어 액체가 가득 찬 포배(胞胚)를 형성하는데, 이 안에는 수정 뒤 2주일 동안 포배 안에 많은 배아 줄기 세포(embryonic stem cell)가 많이 생성된다. 각 배아 줄기 세포들은 그들이 내포하고 있는 유전자의 지시에 따라 배아의 특정한 자리로 이전하여 분화하여 장차 우리 몸의 특정한 기관으로 발육한다.

뇌도 이 가운데 한 기관이다. 수정 뒤 3주일 만에 유도작용(induction process)이라는 과정에 따라 두뇌가 생성되기 시작한다. 수정 후 4주가 되면 신경관이 생성되고, 그 뒤에 전뇌, 중뇌, 후뇌가 형성되며 마지막으로 척수가 형성된다. 수태 후 2~3달 동안에는 후뇌에서 연수와 뇌교(腦橋)가 발생한다. 연수와 뇌교에는 호흡조절기능, 심장박동기능 등 생명에 필수적인 영향을 주는 여러 조종 부위가 자리 잡는다.

전뇌는 간뇌, 종뇌로 나누어진다. 간뇌에서는 시상과 시상하부가 생성되고 종뇌에서는 해마, 후각신경회로, 기저절, 편도 등이 생성되고 마지막으로 대뇌피질이 생성되는데, 이 대뇌피질의 발전은 태아가 출생하기 전까지 계속하며 출생 후에도 결코 성숙을 멈추지 않는다. 출생 때 아기의 뇌 무게는 성인 뇌의 4분의 1에 불과하고 2살이 되면 4분의 3으로 자란다. 아기 뇌의 활동은 뇌가 점점 자라고 신진대사 양이 차차 증가함에 따라 증가하여 3살에서 사춘기 전까지는 뇌 활동량이 성인 뇌의 두 배나 된다.

진화의 관점에서 본 뇌와 그 기능

우리 인간은 이성적인 존재라고 자부하지만 하루에도 몇 번씩 이성을 벗어난 행위를 하고 있음은 숨길 수 없는 사실이다. 이럴 때마다 '인간은 감정의 동물'이라느니 '성격이 급한 탓'이라느니 하며 우리의 행동을 변명한다. 그런데 일상생활을 하는데, 어떤 사람은 무분별하게 또는 무의식적으로 지각없는 일을 일삼는 경우도 있다. 또 어떤 사람은 어느 때는 이성적이다가도 곧 감정의 노예로 돌변하기도 한다. 뇌의 진화와 행위에 관한 전문가인 맥린(Paul Maclean) 박사 등은 뇌의 진화과정을 근거로 이처럼 이해하기 어려운 인간의 행위와 성품에 대해 설명하고 있다.

이에 따르면, 인간의 뇌는 아주 긴 세월의 진화과정 동안 생김새나 기능이 각각 다른 파충류뇌, 구 포유류뇌, 신 포유류뇌의 세 단계를 거쳐 오늘날의 뇌로 성장 발달했다는 것이다. 이 과정 속에서 과거의 뇌는 완전히 퇴화하지 않고 변형된 흔적으로 우리의 새로운 뇌 가운데 남아 특유의 기능을 발휘하고 있다고 한다.

우리의 뇌 가장 깊숙이 자리 잡고 있는 뇌간의 끝부분은 원시

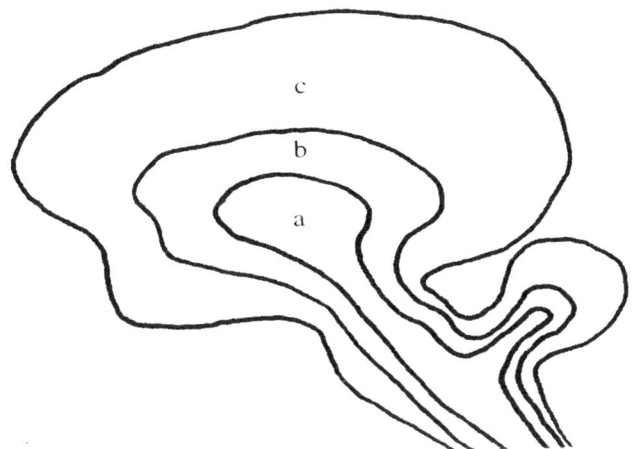

a.본능적 욕구를 관할하는 파충류뇌(뇌간)
b.신체 생리작용과 감정의 조정을 관할하는 구 포유류뇌(대뇌변연계)
c.이성적인 사고력을 관할하는 신 포유류뇌(대뇌피질)

[그림4.5] 진화의 관점에서 본 세 개 층으로 뉘어 있는 인간 두뇌

적인 파충류뇌에 해당하는 흔적인데 지금도 약하게나마 본래의 기능을 지속하고 있다. 뱀·도마뱀·악어 등의 뇌는 이 원시적인 파충류뇌가 전부를 이루고 있다.

도마뱀이나 악어가 하는 짓을 오랫동안 면밀히 관찰 연구한 맥린 박사는 이들 파충류뇌가 개체유지와 종족유지를 위한 행위만을 조절하고 있음을 알았다. 즉 파충류뇌는 파충류가 먹이를 찾고 저장하고, 으르렁거리며 이성을 점유하기 위한 세력권을 구축하게 하며 동료들과 떼를 지어서 살려는 군집행위만을 하도록 조정함을 안 것이다.

먹으려는 욕심, 이성을 그리는 성욕, 모여서 살려는 버릇 등 인간에게서 보이는 본능적 행위도, 우리 뇌 속에 흔적으로 남아 있는 파충류뇌에 해당하는 뇌간 끝부분 의 조정에 말미암은 것이라고 맥린 박사는 말했다.

그러나 악어에게는 파충류의 뇌가 그들 뇌의 전부이므로 그들의 행위는 오직 먹는 일과 성행위와 집단생활 등의 개체유지와 종족유지를 위한 행위로 집약된다. 그러나 인간에게서 뇌간 끝부분은 전체 뇌의 극히 작은 부분에 지나지 않으며, 악어의 뇌에서 볼 수 없는 대뇌피질 등이 매우 발달되어 인간이 하는 행위의 많은 부분을 직접 간접으로 억제, 조정하고 있다. 바로 이 때문에 인간은 악어에게서 찾아볼 수 없는 인간다운 행위를 할 수 있게 된다.

그러나 같은 인간이라도 그 사람의 대뇌피질의 기능 발달 정도가 낮으면, 뇌간 끝부분의 기능을 억제하는 힘이 약하므로 본능 위주의 행위를 많이 하게 된다. 즉 악어에 더 가까 운 야만적 행위를 하게 되는 것이다. 따라서 우리가 문명인다운 행위를 더 많이 하기 위해서는 더 높은 대뇌피질의 발달을 도모하여 억제력을 기르는 수밖에 없다.

구 포유류뇌는 파충류뇌보다 더 진화된 뇌로서, 하등 포유류들이 이 뇌를 지니고 있다. 구 포유류뇌는 개체유지를 위한 체온·혈압·호흡 등 생리작용과 하등 감정을 조정한다. 사람의 뇌에서는 대뇌변연계로 퇴화하여 남아 있다.

신 포유류뇌는 가장 진화된 뇌로서 인류를 포함한 고등포유류가 지니고 있는 대뇌피질에 해당한다. 사람 뇌의 대뇌피질은 판단

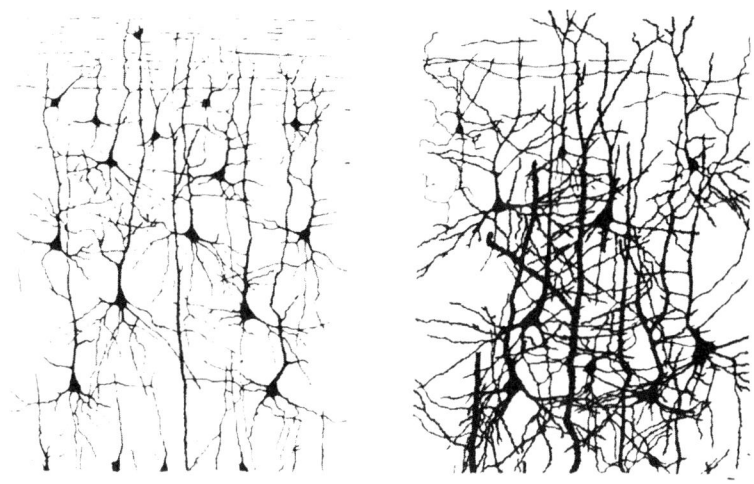

[그림4.6] 미숙한 뇌(좌)와 성숙한 뇌

하고, 결정하고, 사물의 이치를 탐구하고, 말하고, 여러 기호를 사용하여 글을 쓰는 일을 조정한다. 이 대뇌피질은 뇌간 끝부분과 대뇌변연계가 하는 일에 협력하거나 억제하는 구실을 하면서 우리가 문화를 이루고 인간다운 행위를 할 수 있도록 통괄 지휘한다.

위에서 본 바와 같이 우리는 식욕·성욕 조절을 주임무로 하는 파충류뇌, 느낌과 신체의 기본생리를 관할하는 구 포유류뇌, 이성 뇌인 신 포유류뇌 등 세 개의 뇌와, 대뇌를 좌우로 나누어서 생각할 때, 직분이 비슷하면서도 다른 네 개의 뇌를 한 머리 속에 지니고 있는 셈이 된다. 우리가 보고, 듣고, 만지고 할 때 들어오는 메시지는 이 네 개의 뇌에 함께 전해진다고 한다. 그러나 이 동일한 메시지에 반응하는 과정과 결과는 네 개의 뇌에 따라 각각 다르다. 그래서 이들이 서로 연관해서 내는 반응들을 고려한다면 하나의 메시지에 대하여 수많은 반응이 나올 수가 있다. 우리는 최소한 네 가지의 다른 반응이 우리의 뇌에 떠오를 때, 환경과 경우에 가장 적절하게 조화시킴으로써 그때그때 알맞는 생각과 행위를 하도록 해야 할 것이다.

뇌의 임계기(예민기)

우리는 일생동안 언제든지 어느 기능이나 솜씨를 익힐 수가 있다. 그런데 어떤 기능은 일생 가운데 가장 쉽게 습득할 수 있는 특정한 기간이 있으며, 이 기간이 지나면 습득하기가 아주 어렵거나 아주 못 배우게 된다. 이러한 특정한 기간을 그 기능의 임계기 또는 예민기라고 한다.

예를 들면 골프나 컴퓨터는 나이에 관계없이 언제나 배울 수 있다. 그러나 말은 모국어나 외국어를 가릴 것 없이, 3~10세에는 몇 번 듣고 그대로 몇 번 흉내 내면 쉽게 익히지만, 그 뒤에는 나이가 들면 들수록 더 많은 노력을 해야 겨우 흉내라도 낼 따름이다. 이는 3~10세, 이때가 말의 임계기이기 때문이다. 3살 이전에 외국에 입양된 한국 아이라도 사춘기가 지난 뒤에 한국에 돌아오면 모국어인 한국말을 전연 못하고, 외국 사람이라도 한국에서 나서 사춘기까지 한국 친구들과 같이 지내면서 한국말을 익히면 한국 아이들과 똑같은 사투리와 억양으로 한국말을 잘한다. 말의 임계기 동안에는 어느 나라말이고 가리지 않고 쉽게 익힐 수 있기 때문이다. 이는 언어센터의 뉴런들은 임계기 동안에는 외부에서 들어오는 음성신호에 가장 강하게 활동하고 이들 뉴런을 연결하는 신경회로망이 가장 광범위하게 그리고 가장 강하게 형성되기 때문이다. 임계기 동안에는 시냅스가 너무 지나치게 형성되어 청각기관이나 기타 감각기관에서 입력되는 자극신호를 비교적 짧은 시간에 쉽게 포착한다. 두뇌의 각 부위는 기능에 따라 임계기가 형성되는 시기와 기간이 다르다. 또한 사람의 시력 임계기는 생후 6년 동안이다. 이 기간 동안에 눈병으로 한 눈을 안대로 수 주일 동안 가려두면 커서도 일생 동안 안 가린 눈보다 시력이 약하다. 이는 가려있는 동안 외부에서 시각신호가 입력되지 않았기 때문에 눈에서 시각피질까지의 신경경로 형성이 불충분하여 뇌 시각센터의 발달이 멈추었기 때문이다. 고양이와 원숭이의 시력 임계기는 생후 겨우 몇 달 동안이다.

사람이 태어난 직후부터 몇 년 동안 사람을 접하지 못하고 동물들 사이에서 자라거나 부모의 학대로 옷장 안에 갇힌 채 자란 어린이는 성장한 뒤에도 언어장애를 갖게 된다. 이것은 언어센터의 세포가 발전하는 예민기에 인간의 말을 충분히 듣지 못했기 때문이다. 또 귀머거리로 자란 어린이에게 10세 이후로 보청기를 끼워주어도 그는 제대로 말을 못한다. 성장해서 언어생활에 지장이 없게 하려면 갓난아이 때부터 말을 많이 들려주어 뇌에 자리 잡은 언어센터를 계속 자극해주는 것이 좋다. 갓 태어난 동생에게 계속 종알대는 어린 누나가 있으면 그 아이는 어른들 사이에서 저만 자란 아기보다 언어 발달이 더 **빠르다**. 다 성장해서 외국으로 이민 간 사람이 몇 십 년이 되어도 새 나라 말을 자기 모국어만큼 못하는 이유의 하나도 언어센터의 임계기를 훨씬 지난 뒤에 새로운 언어 자극을 받았기 때문이다.

자율신경계와 타율신경계

우리 몸에는 자율신경계와 타율신경계라는 두 신경계가 있고, 이들은 다시 자극을 중추신경으로 들여오는 감각신경과, 중추신경에서 명령을 근육으로 전하는 운동신경으로 나뉜다.

자율신경계는 글자 그대로 대뇌피질의 명령 없이도 언제든지 자율적으로 근육의 움직임을 관할한다. 우리의 생명을 유지하는 데 기본적인 소화기계통·호흡기계통·순환기계통 등의 움직임은 모두 이 자율신경계에 따른 것인데, 뇌간이나 척수 또는 대뇌변연계의 지배를 받는다. 대뇌의 명령 없이 움직이므로 우리는 의식하지 못한다.

타율신경계는 대뇌피질로 자극을 들여오고 대뇌피질의 명령을 근육으로 전달하여 근육의 운동을 지배하기 때문에 우리가 의식을 하게 된다. 팔·다리의 운동 등이 이에 속한다. 대뇌피질은 자극이 전해오면 곧바로 명령을 내리기보다는 그 자극을 분석하고 해석해서 옳은 명령을 내리려는 경향이 있다. 우리는 이 사이를 심사숙고한다고 하는데 여기에는 시간적 여유가 필요하다.

이와는 반대로 어떠한 자극에 대해서 긴급히 대처해야 할 때는 자극을 대뇌피질까지 보내지 않은 채 뇌간이나 척수에서 명령을 내리고 뒤에 대뇌피질에 알리거나 또는 알리지 않는 반사운동이 있다. 강한 빛에 눈이 부시면 모르는 사이에 눈을 감고, 손끝에 뜨거운 것이 닿으면 재빨리 손을 빼는 운동 등이 이에 속한다.

　우리 뇌의 일부인 연수 안에는 신경의 교차점이 있다. 이 교차점을 중심으로 몸 오른쪽에서 들어온 모든 자극은 좌뇌로 들어가고 몸 왼쪽에서 온 자극은 우뇌로 들어가며, 이와 마찬가지로 우뇌에서 나온 명령은 이 교차점을 통해 몸의 왼쪽으로 전해지고, 좌뇌에서 나온 명령은 몸의 오른쪽으로 전해진다.

　우리가 오른손으로 글씨를 쓸 때 팔과 손이 움직이는 것은 좌뇌의 조종에 따른 것이다. 만일 여러분이 바늘에 왼손가락을 찔렸다면 그 자극은 우뇌의 감각센터로 보내지고 다시 전방대상피질에 있는 아픔센터로 보내져 여기에서 아픔을 느낀다. 이때 손가락은 바늘에 찔렸지만 아픔센터가 없기 때문에 아픔을 느끼지 못하고 단지 자극을 뇌로 보낼 따름이다.

　병원에서 마취약으로 이 아픔센터로 전해지는 통증신호를 차단해버리면 손가락 수술을 해도 아픈 줄 모른다. 바늘에 찔려서 아픔을 느낀 여러분이 '아얏' 하고 소리를 지르는 것은, 일단 우뇌의 감각센터에 도달한 자극이 뇌량의 신경섬유를 거쳐 좌뇌의 감각센터에도 전해져 여기에서 다시 같은 좌뇌에 자리 잡은 베르니케 · 브로카 두 언어센터에까지 닿았기 때문이다.

　만약 이때 여러분의 우뇌 감각센터가 손상을 입었으면 왼손가락이 바늘에 찔려도 아픔을 느끼지 못하고, 뇌량이나 언어센터에 손상을 입었다면 아픔은 느끼지만 '아얏' 하고 소리를 내지 못할 것이다.

신경전달물질

 1950년대까지만 해도 하나의 자극이 세포에서 세포로 전해질 때 전기적인 방법으로 전달된다고 생각했다. 그 뒤 30여 년 동안의 연구로 신경세포 사이에 있는 시냅스에서는 신경전달물질이 세포에서 세포로 자극을 전하는 한편, 뇌 호르몬 구실을 하는 것을 알게 되었다. 현재까지 알려진 신경전달물질은 분발 작용을 하는 노르에피네프린, 아픔을 느끼게 하는 아세틸콜린, 명랑한 기분을 주는 세로토닌, 쾌감 작용을 하는 도파민, 진통 작용을 하는 엔케팔린 · 엔도르핀 등 30여 가지이다.
 이 신경전달물질들은 서로 정보를 전달하기도 하고, 또한 전달물질이 한 가지 일에만 쓰이는 것이 아니라 여러 장소에서 다른 목적으로 쓰이기도 한다. 아직 완전히 밝혀지지는 않았지만 예를 들면 망상체에서 생긴 흥분제 노르에피네프린이 해마 · 편도 · 시상 · 시상하부들을 거쳐 전체 대뇌피질로 전파된다고 가정하자. 이 전달물질이 편도를 지나면서 이를 자극하면 공격적인 거친 언행을 하게 될 것이고, 시상하부를 자극하면 식욕을 돋울 뿐만 아니라 시상하부 조직이 뇌하수체를 자극하게 할 것이고, 뇌하수체는 다시 난소·고환·갑상선·부신 등을 자극해 호르몬 분비를 촉진케 할 것이다.

또 뇌의 여러 신경의 합류점인 시상을 지날 때는 노르에피네프린의 영향도 가지가지일 것이다. 해마는 기억에 관련된 부위이므로 과거의 아름다운 기억을 회상케 하여 현재의 감정을 더 강하게 할 것이고, 전두엽에 영향을 미치면 여러 생각에 잠기게 될 것이며, 언어센터와 얼굴·팔·허파·심장 등의 운동신경센터를 흥분시키면, 우리 감정은 극도로 고조되어 맥박이 빨라지고 호흡이 거칠어지며 욕을 하고 주먹을 휘두르게 될 것이다.

흥분제 구실을 하는 신경전달물질 노르에피네프린은 망상체에서 대뇌피질까지 보내지는 동안에도 이처럼 신체 전반에 걸쳐 여러 가지 변화를 일으킨다. 또 이 노르에피네프린이 흐르는 양에 따라 각 부위가 나타내는 반응도 달라진다. 예컨대 이 물질이 대뇌피질에 전혀 들어가지 않으면 의식 없는 식물인간이 되고, 아주 적게 들어가면 잠을 자게 되고, 조금 더 많이 들어가면 대뇌피질 세포가 다소 흥분하여 어렴풋한 의식 속에서 꿈을 꾸게 되며, 아주 많이 들어가면 잠에서 깬다.

풍부한 영양과 뇌의 발달

　풍부한 감각자극은 수상돌기의 발달에 큰 영향을 미쳐 더 많은 뇌 신경세포들을 연결지어준다. 풍부한 먹이 속에서 많은 감각자극을 받으며 자란 쥐의 뇌는 그렇지 못한 쥐에 견주어 신경세포도 크며 대뇌피질도 더 두껍고 무겁다. 또 뇌신경세포 사이의 연결도 더 복잡하고 신경전달물질도 더 많다고 한다. 따라서 이러한 쥐는 무엇이든 빨리 배우고 영리하다.

　미국 연방정부 보건부에서는 한국에서 입양해온 어린이들을 갓난아이 때 영양이 풍족하게 자란 아이들과, 영양부족 상태로 자란 아이들의 두 그룹으로 나누어서 지능을 조사했다. 갓난아이 때부터 영양에 부족함이 없이 자란 아이들은 지능지수가 평균이거나 오히려 높은데, 어려서 심한 영양부족을 겪은 아이들은 평균 이하의 지수를 나타냈다고 한다. 지수가 낮은 아이들을 풍족한 환경에서 길렀더니 일곱 살이 되어서야 겨우 정상치가 되었다 한다.

　인간의 뇌의 성장과 발달에서 가장 중요한 시기는 태어난 뒤 2년 동안이다. 이 기간에 영양실조 상태에 있다가 그 뒤에 풍족하게 자란 아이는 정상적인 지능을 회복한다 할지라도 처음부터 풍족하게 자라는 아이보다는 타고난 재질을 다 발휘하지 못한다.

뇌 생김새와 재능과의 관계

 많은 사람들이 인간의 재주는 뇌의 크기에 따라 다르다고 잘못 생각하고 있다. 사람의 뇌는 몸의 크기에 견주어 확실히 크다. 또 뇌의 크기는 남녀에 따라, 종족에 따라 또는 개인에 따라 다소 차이는 있지만, 대개 여자의 뇌무게는 1.2킬로그램이고 남자의 뇌무게는 1.35킬로그램이다.
 에스키모들의 뇌는 백인들보다 큰데도 그들의 재주는 보잘것없고, 프랑스 소설가 아나톨 프랑스(Anatole France)의 뇌는 보통사람의 3분의 2밖에 안 되었으나 재주는 남달리 뛰어났다.
 이러한 예로 보아 뇌의 크기와 재주의 유무는 비례하지 않는 듯하다. 오히려 뇌의 크기와 몸 크기와의 비율이 재주와 관계가 더 있는 듯한 느낌을 준다. 물론 키가 작은 사람의 뇌는 일반적으로 키 큰 사람의 뇌보다는 작다. 그러나 그의 뇌가 몸에 견주어 큰 비율을 차지한다면, 그는 키 크고 비율이 낮은 사람보다 더 재주가 있다. 뇌의 무게와 지능과의 관계를 사람과 동물을 견주어 알아보기로 하자.

사람의 뇌는 고릴라의 뇌보다 세 배나 무겁고 사람 체중보다 10배나 되는 말의 뇌무게는 사람 뇌무게의 반밖에 안된다. 몸무게와 뇌무게의 비율을 몇몇 추려보면 사람이 2.5퍼센트, 개가 0.85퍼센트, 쥐가 0.48퍼센트, 코끼리가 0.2퍼센트, 고래가 0.003퍼센트, 참새가 4.2퍼센트이다. 그런데 참새의 뇌는 사람의 뇌보다 비율이 크지만 참새가 사람보다 지혜롭다고 말할 수 없는 것으로 보아 뇌무게와 몸무게의 비율도 재주의 유무를 가늠하는 척도는 될 수 없다 하겠다.

  그러면 정신면에서 인간과 동물을 다르게 하는 것은 뇌의 어떠한 점일까. 그것은 뇌의 양이 아니고 뇌의 질의 차에 말미암는다. 어떠한 뇌세포가 어떻게 조직되어 얼마나 복잡하게 서로 연결되며 하나의 정보를 처리하는 데 어떠한 뇌 화학물질이 작용하며 얼마나 많은 세포가 관여하고 있는지 등이 문제가 되는 것이다.

분할된 뇌

 좌·우 뇌의 대칭 부위 사이는 뇌량이라는 신경섬유 다발에 의해서 1 대 1로 연결되어 있다. 뇌량은 좌·우 뇌에서 뻗어나온 3억 개 이상의 신경섬유들이 전선 다발처럼 뭉쳐있는 신경섬유로 된 일종의 다리다. 어떠한 자극이든지 뇌에 들어오면 좌·우 뇌는 뇌량을 거쳐서 이에 관한 정보를 신속히 교환하며 그 자극에 강하게 반응하는 쪽이 적절한 반응을 나타낸다.
 그러나 간질병 환자를 치료할 때처럼, 수술로 뇌량을 절단하여 두 뇌의 연락을 단절시켜버리면, 두 뇌는 서로 독립적으로 각자의 특유한 기능만을 하게 된다. 이와 같이 뇌량을 절단하여 두뇌의 기능을 독립시킨 뇌를 '분할된 뇌'라고 한다.
 스페리(Rager Sperry) 박사는 16명의 간질병 환자를 뇌량 절단수술로 치료하고 1967년 그 결과를 발표했다. 이 환자들의 간질병은 처음에는 한쪽 뇌에서 시작되어, 차차 다른 쪽 뇌로 퍼져나갔다. 여러 가지 약물로 치료했으나 효과가 없자 두 뇌로 전류가 퍼져나감을 방지하기 위하여, 뇌량을 절단해 두 뇌를 독립시켜버렸다. 그렇게 했더니 환자들의 증세는 현저히 가벼워졌으며 약물로도 치료가 가능하게 되었다. 그러나 놀랍고도 뚜렷한 변화는 의식세계의 대부분이 이중으로 나타나는 점이었다. 수술하기 전에는 대체로 같은 방향으로 마음과 행동이 통일되었던 환자가 수술 후부터는 좌·우 두 사람이 들어서 생각하고 행동하는 것처럼, 오른손과 왼손이 정반대되는 짓을 하기 일쑤였다.

우리가 일상생활에서 하는 대부분의 행동은 좌·우 두 뇌에서 따로 결정된 두 반응이, 뇌량을 거쳐 서로 타협되어 한 방향으로 된 것이다. 그러나 두 뇌가 분할된 환자에게는 타협할 길이 끊어져버렸으므로 할 수 없이 좌·우 뇌가 제각기의 반응 과정에 따라 각자 행동을 하게 된다. 그래서 머리 속에는 두 개의 서로 다른 의식, 서로 다른 생각, 서로 다른 기능이 있게 되고, 이들이 각각 독자적인 인식·감각·식별·기억·학습 등을 하고 있다.

스페리 박사는 이 분할된 뇌를 가진 환자를 여러 모로 실험하고 연구하여 인간이 '여러 마음'을 갖는, 신비의 원인을 밝혀내는 데 성공했다. 그 결과 그는 1981년에 노벨상을 받았다.

스페리 박사는 특수한 실험기구를 고안해서 분리된 좌·우뇌의 기능을 조사했다. 좌·우 대뇌 반구는 각각 몸의 반대쪽 반을 지배하며, 또 언어센터는 주로 좌뇌에 자리 잡고 있음을 실험으로 확증했다. '분할된 뇌'를 가진 환자에게 자기 두 손을 볼 수 없게 가리고 오른손에 동전을 쥐어주면서 손에 쥔 물건의 이름을 물었다. 환자는 서슴지 않고 동전이라는 대답을 말로 표현했다. 그러나 같은 동전을 왼손에 쥐어 주었을 때는 무엇인지 짐작을 하면서도 말로 표현하지 못했다.

 이 실험에서 오른손에 동전을 쥐었을 때는 자극이 좌뇌의 감각센터에 연락되어, 무엇인가를 깨닫고, 그 메시지를 같은 좌뇌에 자리 잡은 언어센터에 전하게 된다. 그러면 언어센터는 다시 입안·목청 등의 근육을 동원시키는 운동조정센터로 메시지를 전하고 이에 입 안과 목청 근육들이 '동전'이라는 말을 만들어냈다. 그러나 왼손에 동전을 놓았을 때는 우뇌가 동전인 줄은 알았지만 뇌량이 끊어졌기 때문에 그 메시지를 좌뇌 언어센터에 전하지 못하고, 또 우뇌에는 언어센터가 없기 때문에 말로 대답할 수 없어 난처한 표정만 지은 것이다.

 이 환자에게 여러 가지 질문을 했을 때 어떤 질문에 틀린 대답을 하고 나서 환자 자신이 얼굴을 찌푸리며 나무라는 표정을 지었다. 이때 틀린 대답을 말로 한 것은 언어센터가 있는 좌뇌에 의한 것이요, 이 좌뇌의 잘못된 반응에 대해서 언어센터가 없는 우뇌는 말로 꾸짖지 못하고, 대신 눈살을 찌푸린 것이다.

 어떤 '분할된 뇌'를 지닌 환자가 옷을 입는데, 오른손은 바지를 추켜올려 허리띠를 매려 하고, 왼손은 바지를 끌어내리며 허리띠를 풀려 하니, 환자는 '귀찮은 놈의 왼손아' 하고 야단하면서 오른손으로 왼손을 때렸다. 이때 바지를 입으려 하는 오른손은 언어센터가 있는 좌뇌에 속해 있으므로 '귀찮은 놈의 왼손'이라고 말을 했고, 바지를 끌어내리는 왼손은 언어센터가 없는 우뇌에 속해서 옷을 입고 싶지 않은 생각을 말로는 하지 못하고 그저 바지를 끌어내리려고만 했다. 이것은 한 머리 안에 있는 두 개의 뇌에서 일어나는, 옷을 입고 싶은 마음, 입고 싶지 않은 마음이 각각 독자적으로 입과 손을 거쳐 다르게 표현된 것이며, 한 머리 안에 서로 다른 마음을 가진 좌·우 두 뇌가 싸우는 것이다.

배고플 때 남의 음식을 훔쳐 먹으려 하는 마음은 즉흥적인 특성이 있는 우뇌에서 우러난 생각이요, 도둑질해서는 안 된다고 주장하는 것은 도덕적 생각을 하는 좌뇌에서 우러나는 생각으로 한 머리 안에서 두 마음이 생겨 우리를 괴롭힌다.

또 분할뇌 환자의 왼손에 성냥갑을 쥐어주고, 오른손에는 성냥개비를 쥐어주며 불을 켜게 하면, 건강한 사람처럼 성냥을 그어 불을 켤 수 있었다. 그 다음 이 환자의 눈을 가리고 오른손에 무엇을 쥐고 있느냐고 물으면 성냥개비를 쥐고 있다고 분명히 말했다. 그러나 왼손에 무엇을 쥐고 있느냐고 물으면 대답을 못했다. 이것은 왼손은 우뇌가 조종하고, 오른손은 좌뇌가 조정하기 때문에 나타난 현상이다. 즉, 언어센터가 있는 좌뇌가 조종하는 오른손에 든 성냥개비는 말로 대답할 수 있었지만, 왼손에 든 성냥갑은 인식만 할 뿐 말로는 표현하지 못하는 것이다.

뇌량이 절단되지 않은 사람은 우뇌가 왼손에 쥐고 있는 것이 성냥갑인 줄을 알아차리고 그 사실이 뇌량을 거쳐 좌뇌에 알려지면 좌뇌의 언어센터가 그 사실을 말로 표현해준다. 그러나 뇌량이 절단된 환자는 이 연락이 되지 않기 때문에 좌뇌가 우뇌의 인식 내용을 대변해줄 수가 없다. 이처럼 뇌량이 절단된 경우 좌·우 두 뇌는 서로 독립하여 존재할 수 있으며, 어떤 자극이 있을 때 이를 독립적으로 받아들이고 그에 대한 반응도 독립적으로 일어난다.

스페리 박사가 뇌량이 절단된 이 환자의 오른눈 앞에 'A'자를 보이고, 왼눈 앞에 'B'자를 보인 뒤 환자에게 왼손으로 본 대로 써 보라고 했더니 'B'자를 써놓았다. 이를 말로 해보라고 했더니 'A' 라고 했다. 이는 왼눈과 왼손은 우뇌에서 조정하고, 오른눈과 오른손은 좌뇌의 조정을 받으며, 언어센터는 좌뇌에 있기 때문이다. 따라서 왼손으로 본 대로 쓸 때는 우뇌가 왼눈을 통해서 본 'B'를 썼다. 그런데 말로 'A'라 한 것은 언어센터가 있는 좌뇌가 읽은 오른눈 앞에 보인 'A'자 때문이다. 오른손으로 'A'를 써놓고 'A'라고 말한 것은 오른손과 오른눈이 다 언어센터가 있는 좌뇌의 지배를 받기 때문이다.

이 환자가 수술하기 전에는 A, B 두 글자를 보았다고 말로도 하고 좌·우 어느 손으로나 A, B 두 글자를 쓸 수 있었다. 이때는 좌·우 두 뇌가 좌·우 두 눈으로 서로 다른 글자 A, B를 보았지만, 뇌량을 거쳐 그 정보를 서로 교환할 수 있었기 때문이다. 그런데 수술 후에는 연락이 단절되어 좌·우 뇌가 각자 독립적으로 반응했음을 알 수 있다.

스페리 박사는 자기가 한 여러 가지 실험을 거쳐 둘로 분리된 좌·우 뇌는 독립적으로 생각하는 능력, 깨닫는 능력, 기억하는 능력, 행동하려는 충동, 결정하는 의지력, 배우고 경험하는 능력 등을 갖고 있는 듯하다고 말했다. 그런데 두 뇌의 능력의 발달 정도가 같지 않고 한쪽으로 편중되어 어느 능력은 좌뇌가, 또 다른 능력은 우뇌가 강하게 기능한다고 한다. 그러므로 좌·우의 편중 정도에 따라 우리의 개성·재능·욕구·사색·행위 등이 다르게 나타난다.

그런데 뇌량이 온전한 건강한 우리들이 불가사의할 만큼 복잡한 여러 가지 생각을 하는 것은, 좌·우 뇌가 뇌량으로 연결되어 있어, 각 뇌에서 하는 구실이 뚜렷이 독립되지 않은 채 서로 타협 또는 반대하며, 여러 각도로 뒤엉키기 때문이다.

그러나 우리 몸을 관할하는 비중은 좌뇌가 우뇌보다 더 크다. 뇌 수술로 좌뇌만 남기고 우뇌를 제거해버린 환자는 좌뇌를 제거해버린 환자에 견주어 훨씬 더 정상에 가까운 행위를 한다. 또 건강한 사람은 일반적으로 좌뇌가 우뇌보다 통괄력이 강하다. 그것은 좌뇌에 언어센터가 자리 잡고 있어서인데, 인간의 대부분의 생활문화는 언어와 관련이 있기 때문이다.

건강한 사람 가운데 약 85퍼센트가 오른손을 주로 쓰는데, 이것은 100명 가운데 85명은 좌뇌의 역할이 강하다는 것을 말해준다. 또 왼쪽 반신불수는 우뇌가 손상되었기 때문에 손상되지 않은 좌뇌에 자리 잡은 언어센터의 기능으로 언어 사용에 별로 장애가 없고 오른손으로 글씨를 쓸 수 있지만, 병나기 전에 좋았던 그림 솜씨는 다 없어져버리고 눈으로 익힌 얼굴들을 잘 기억하지 못한다. 그것은 예술기능과 공간성 구상능력은 우뇌가 강하기 때문이다.

좌 뇌

  좌·우 두 뇌는 몸의 반대편 기관을 지배하는 일 이외에 우리의 정신세계를 담당하는 데서도 서로 뚜렷이 다르다. 이것은 우리의 생각을 형성하는 데 영향을 주는 어떤 동일한 자극에 대해 좌·우 대뇌피질에 있는 연합세포군과 통합세포군들이 그것을 다루는 절차가 서로 다르기 때문에 일어나는 현상이라고 믿어진다. 그러나 그 과정은 아직 정확히 밝혀지지 않고 있다. 다만 좌·우 두 뇌 가운데, 어느 한쪽의 활동을 정지시키고 나머지 한쪽 뇌만으로 지내는 환자들의 행위를 관찰함으로써, 좌·우뇌가 우리의 정신세계에 미치는 영향을 측정할 수 있다.

  어떤 심리학자는 사람의 좌뇌에서 비롯된 마음은 선 또는 줄과 같은 것이라고 말했다. 이러한 줄과 같은 마음의 형성은 우리가 하는 말과 쓰는 글에서 말미암는다고 한다. 상대방에게 말을 할 때는 시간과 공간적인 이유로 한 순간에 한 마디씩 낱말이 줄처럼 이어져서 말을 하고 또 그렇게 듣는다. 그래서 말하는 사람의 입과 듣는 사람의 귀 사이를 말로 된 가는 줄이 연결짓는 것과도 같다. 글을 쓸 때 또는 인쇄할 때는 더욱더 줄을 맞추며 읽는 사람의 눈은 글자의 줄을 따라 움직인다.

이와 같이 우리는 줄의 문화 속에 살고 있고 이 줄의 사고방식은 바로 좌뇌에서 말미암는다. 따라서 좌뇌가 형성하는 사고의 패턴을 언어적 사고방식이라고 하는데 직선적이고 순서적이며, 조직적이고 계획성이 있어 사물을 생각하되 한번에 하나씩 차례차례로 질서 있게 생각하고 처리한다. 분석적이어서 세밀한 점을 먼저 알아보고, 전체를 살피는 방향을 택하며, 지능적이고 합리적이고 논리적이어서 이치에 맞지 않는 일을 싫어한다. 부호를 이용한 글자를 써서 생각을 나타내고 숫자를 써서 대소를 나타내기를 좋아하며 어려운 수학·물리에 흥미를 느낀다. 이러한 좌뇌의 지성과 이성 우선의 사고 패턴에서 비로소 근대과학이 탄생했다.

바로 이 좌뇌에 언어센터가 자리 잡고 있어 우리의 생각을 말과 글로 나타내준다. 이 언어센터는 많은 동물 가운데서 사람의 뇌에만 있다. 긍정적인 고등 감정을 일으켜 사랑·의지·우정·행복·기쁨 등을 느끼게 하나 그 표현은 항상 은연중에 나타난다. 매사를 정확하게 판단하고, 일을 자세히 기억한다. 그리하여 좌뇌를 과학뇌라고 부르기도 하는데, 그러기에 지능지수 점수는 좌뇌 능력의 척도이며, 그러므로 일반적으로 머리가 좋다는 말은 좌뇌의 구성이 잘 되어 있다는 말이다.

뇌량을 끊어 좌·우뇌의 연결만을 단절하는 분할뇌와는 달리, 좌뇌만 남겨두고 우뇌를 전부 수술로 없애거나, 우뇌에 전기쇼크를 주어 우뇌의 활동을 멈추고 좌뇌의 기능만 지속하게 하면, 환

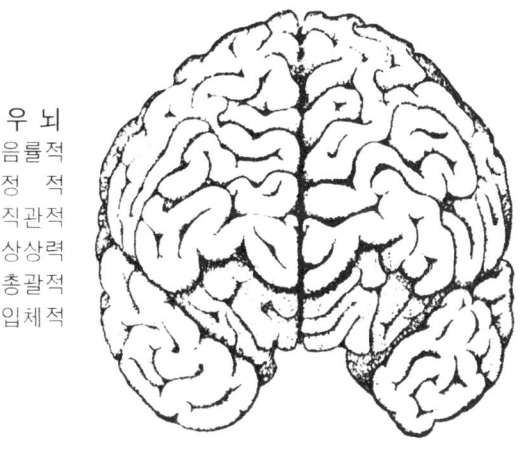

우 뇌	좌 뇌
음률적	언어적
정 적	논리적
직관적	단편적
상상력	순서적
총괄적	직선적
입체적	분석적

[그림4.7] 우뇌와 좌뇌의 기능

자의 왼쪽 수족은 마비되며 개성과 정서감이 아주 약해지고, 소극적이고 무기력한 사람으로 바뀐다. 그러나 성격은 낙천적이 되고 명랑성을 유지한다. 그의 말소리는 감정적인 억양이 없어 아주 단조로우며 다른 사람의 목소리에 담긴 감정이나 분노·즐거움 등도 전혀 깨닫지 못하고 남녀의 음성도 분간하지 못한다. 또 언어 이외의 자연적인 소리, 즉 바람소리·물결소리·새소리·물체가 내는 소리 등도 알아듣지 못한다. 시각을 통한 기억력이 약해져서 길을 잘 잊어버리고 곡을 기억 못하며 노래도 부르지 못 한다. 그러나 말하고 책 읽고 글 쓰고 하는 언어적 능력과 기억력은 여전하다.

우 뇌

좌뇌가 하는 직선적인 사고방식에 견주어 우뇌는 입체적 또는 공 모양의 둥근 사고방식을 취한다. 사물을 보되 자세하게 분석해서 보지 않고 전체를 한데 묶어 총괄적으로 파악하는 능력이 있으며 일을 한꺼번에 해결하려 한다. 또 공간성·구상력이나 운동 능력이 있어 입체적 물체나 경치를 그림으로 나타내고, 넓은 공간을 뛰어다니는 운동선수들의 근육감각을 조정한다. 시각적 기억력이 강하여 입체적인 모양, 얼굴 등을 보거나, 길을 한 번만 지나가도 쉽게 잊어버리지 않는다. 풍경·멜로디를 좋아하며 촉감·맛·시각·청각·냄새 등의 감각자극에 원시적이고 즉흥적으로 반응하며 또 이러한 감각들의 환상을 머리 속에 그리는 능력이 강하며 특히 꿈은 우뇌에서 꾸므로 이들 두 기능이 합할 때 환상을 보게 된다고 한다.

우뇌는 매사를 철학적으로 해석하려 하고, 자기에 대한 인식과 가치를 추구하고, 어떠한 행위에 의의를 부여하려고 한다. 감정에 넘치고 비합리적이어서 때로는 옳고 그른 것을 모르고 정에만 쏠

리기도 한다. 예술성이 풍부해서 그림·음악·무용·연극·체육에 능하고 말할 때 몸짓을 많이 하고, 박장대소를 잘하며 호사스런 사치나 남에게 과장해서 자랑하는 것을 좋아하기도 한다. 또 역사적 사회적 사건에 흥미가 많아 무슨 일이고 관여하려 하고 초보적인 계산능력, 색깔의 분별, 공상, 추리에 능하고, 지도력·사교성·인솔력·직감력이 강하며 서로 관계가 없는 지식과 경험을 통합시켜 새로운 아이디어를 창조해내는 능력이 있다.

우뇌는 감상 감정적이고 슬픔·걱정·분노 등 부정적 감정을 강하게 나타낸다. 우뇌 뇌졸중이 되면 기쁨 이외의 표정을 나타내지 못하는 무표정한 사람이 되어 슬퍼도 울지 않는다. 생각을 표현하는 데서는 솔직 명백한 표현보다는 간접적인 방법을 쓴다. 또 순간적인 짐작과 어림계산으로 주먹구구식 결정을 내려버리는 경향이 있다. 이러한 직감적인 결정은 부정확한 경우가 많을 뿐만 아니라 결정 과정을 언어로 기록해서 타인에게 전하기가 어려우므로 문화 발전에 기여하는 정도가 낮다. 우뇌의 사고방식으로 살던 원시인들이 몇 천 년 동안을 큰 차이가 없는 생활환경 속에서 살아야 했던 것도 이런 이유 때문이다.

좌뇌를 수술로 전부 제거하거나, 전기쇼크를 가해 기능을 정지시키고 우뇌만 기능을 지속하게 하면 그 사람의 몸은 오른쪽이 마비되고 언어 능력도 거의 상실된다. 그러나 그의 개성이나 감정 또는 관능적인 성 능력 등은 여전하다. 언어 이외의 소리는 잘 알아듣고 멜로디도 잘 식별한다. 시각적인 기억, 공간적 입체적 인식력은 여전하지만 표정이 없는 인간이 된다.

좌·우 두 뇌가 생각하는 패턴

좌우의 뇌는 서로 반대되는 구실을 하는 듯하지만 건강한 사람의 경우, 두 뇌가 신경섬유 다발인 뇌량으로 연결되어 있기 때문에 서로 영향을 끼치고 협력하면서 통일된 생각을 형성한다. 그러나 생각을 형성하는 과정이 다른 좌·우뇌가 서로 생각의 결정권을 쥐려고 하기 때문에 여러 가지로 망설이고 고민하며, 쉽게 결정을 내리지 못하는 현상도 생긴다. 이럴 때 좌뇌가 우세하면 더 사리에 맞는 과학적인 방식으로 결정되고, 우뇌가 우세하면 사리보다는 기분을 중심으로 한 결정이 된다.

우리의 사고방식은 뇌의 기능을 기준으로 크게 언어적 사고방식(좌뇌형)과 비언어적 또는 직관적 사고방식(우뇌형)으로 나뉜다. 좌뇌에 자리 잡은 언어센터는 언어를 조종할 뿐만 아니라 좌뇌가 하는 사고방식까지도 언어적이 되도록 유도하고 있다. 한 번에 한 마디씩 하게 되는 언어에는 질서가 있고 문법에 따른 순서와 조리가 있다. 논리와 계산을 바탕으로 하는 과학은 이러한 언어적 사고방식에 의해서만 이루어질 수 있다.

그런데 과학시대인 오늘날에도 이 지구 한 모퉁이에는 석기시대의 원시적인 생활을 하고 있는 사람, 또는 원시적인 사고방식으로 살고 있는 사람들이 매우 많다. 이들은 외모로는 우리와 조금도 다름이 없지만 좌·우 뇌 가운데 비논리적이고 즉흥적인 우뇌가 강하고, 좌뇌의 언어센터는 겨우 발성기관을 조종하여 의사전달을 할 수 있을 정도여서 사고방식을 언어적으로 할 만큼 강한 영향을 미치지 못하고 있다. 말과 글에 따라 언어적 구성으로 된 현대 과학사회의 자극을 그들의 언어센터가 충분히 받지 못해서 아직도 미발달 상태에 있기 때문에, 사고방식을 좌뇌적으로 할 수 있게 영향력을 미치지 못한 것이다. 이러한 현상은 교육을 미처 받지 못한 어린 시절에 누구나가 겪은 것이기도 하다. 우리가 어릴 때 쓰던 언어는 생존에 기본이 되는 욕구를 전달하는 정도일 뿐이고, 생각은 대부분 우뇌에서 나오는 직관적인 정서에 의한 것이었다.

일반적으로 한쪽 뇌의 어떤 기능센터가 강한 반응을 나타내면, 다른 뇌에 자리 잡은 대칭센터는 곧 약해져 휴식 상태를 취하게 된다. 이와 같이 우열이 뚜렷한 좌·우의 뇌를 가진 사람은 논리적인 결론이건 비논리적인 결론이건 간에 결정을 쉽게 내려버린다. 그러나 좌·우 두 뇌의 우열의 차가 근소한 사람 — 예컨대 어린 아이들, 대부분의 부인들 — 은 두 뇌가 서로 싸우기 때문에 자기 혼자는 결정을 내리지 못하고 어른이나 남편의 결정에 따르거나 아니면 점쟁이에게 달려가기도 한다. 현대 여성들은, 좌뇌의 발전을 도모하기 위해 짜여진 과학교육을 받고, 논리적 생활을 많이 하기 때문에 좌뇌가 많이 발달해서, 옛날의 부녀자에 견주어 사리에 맞는 결정을 더 쉽게 내릴 수 있게 되었다.

어떤 사람의 생각이 과학적이고 논리적이면 그 사람을 앞선 사람, 머리 좋은 사람이라고 부르는데, 이는 그 사람의 좌뇌가 우세해서 생각이 주로 좌뇌에서 형성된다는 뜻이기도 하다.

한 젊은 여인을 처음 본 순간 "야, 미인이다" 하는 감격은 우뇌에서 우러난 직관이고, "그런데 눈이 좀 작고, 납작코 군"이라는 판단을 할 경우 이는 분석적인 좌뇌가 하는 생각이며, "그래도 저 정도면 미인축에 들지" 하는 것은 좌·우 뇌가 타협해서 내린 결론이다. 가난한 집안의 아내가 급한 병으로 신음하고 있을 때, 옆에 앉아 있는 남편이 "잡히면 형무소에 갈 셈 치고 은행을 털자"고 마음먹는 것은 사랑과 의리의 감정이 센 우뇌에서 하는 생각이다. "아니야, 아무리 구차해도 도둑질하는 것은 부도덕한 일이야"라고 이치를 따지는 것은 좌뇌의 주장이다. 그래서 이럴까 저럴까 좌·우 뇌가 서로 싸우다가 "친구에게 가서 사정 이야기를 하고 얼마를 빌려보자"고 결심하는 것은 좌뇌의 강세로 합리적인 결론에 도달한 예다.

과학교육이 시작된 이후 서구인의 뇌는 옛날보다 더 좌뇌가 강해졌고, 그 결과 합리적 분석적 순서적이며 논리와 수학을 바탕으로, 고도의 과학기술문명, 즉 좌뇌문화를 이루어놓았다. 그런데 동양인의 뇌는 아직도 직감적인 우뇌가 강하여 비논리적이고 신비주의에 젖기 쉬워 숱한 미신과 종교가 성행하고 있다. 또 사실과 사리에 철저하기보다는 느낌과 아름다움을 숭상하여 예술인구가 과학인구보다 많은 우뇌문화를 유지하고 있다. 일을 처리할 때 사리보다는 정에 치우치는 편이고 인간성의 기준을, 정이 많으냐 적으냐에 두고 있다. 이처럼 정에 치우친 사고방식은 오류를 낳기 쉽다. 그러므로 강한 좌뇌의 논리적이고 분석적인 사고방식으로 전환하지 않고는 우리 생활의 발전에 크게 도움이 되지 못할 것이다.

어릴 때부터 "천지현황(天地玄黃)이요, 우주홍황(宇宙洪荒)이로다" 해서 우주가 끝없이 넓다고 가르쳐 총괄적이고 입체적인 공간성과 관련된 우뇌를 강화시키고, 삼강오륜을 가르쳐 윤리적인 가치관에 강한 우뇌만을 발달시키는 서당 교육을 주로 하는 동양에 수학·화학·물리·과학·논리 등 좌뇌의 발달을 위한 프로그램으로 짜여진 근대 학교교육 제도가 밀려들어왔다. 그 뒤부터 우리는 논밭을 팔아서 다투어 학교에 입학하여 좌뇌 발달에 총력을 기울였고, 그 결과로 직감과 감정과 기분으로 다스려졌던 전근대사회가 분석과 통계, 합리주의적인 과학적 사고와 기술을 위주로 하는 선진과학 문명을 부르짖는 사회 환경으로 바뀌어 드디어는 '한강변의 기적'을 이루게 되었다.

요즈음과 같은 과학기술 위주의 산업시대에는 개인이나 사회가 발전했느냐 않았느냐 하는 말은 좌·우 뇌 가운데 어느 쪽 뇌의 생각이 강한가 하는 말과도 통하는 것이다.

현재 우리나라의 문화는 철저하게 우뇌 중심인 서당교육만을 받은 할아버지들의 우뇌에 의지한 문화, 어려서 서당교육으로 우뇌를 발달시키다가 나중에 근대적 학교교육으로 좌뇌를 발달시킨 좌·우 뇌에 의한 아버지들의 문화, 좌·우 양뇌적인 부모의 가정교육과 좌뇌의 발달만을 꾀하는 학교교육을 받은 청년들의 좌뇌가 주로 지배하는 문화가 공존하는 상황이다. 이러한 상황을 우뇌 강세에서 좌뇌 강세로 전환하는 과정이라고도 할 수 있을 것이다.

서구는 이 전환이 동양보다 좀 일찍부터 시작되어 이른바 선진국이라고 불리게 되었다. 그들도 옛날에는 우리나라처럼 문학인구, 예술인구가 많이 배출되었지만 차차 그 수가 줄어들고 있다. 이는 우뇌의 소산인 직관주의 문화권에 있던 그들이 좌뇌의 특징인 합리적 과학적 사고를 위주로 하는 문화권으로 접어들었다는 사실과 일치한다.

우리는 우뇌적인 전통적 사고방식을 문화 혹은 정신문화라고 하고, 좌뇌적인 새로운 사고방식을 기계문명·물질문명 혹은 과학문명이라고 부르기도 한다. 그리하여 오늘의 높은 교육열은 첨단과학 수준을 높여놓았지만 동시에 문화 수준을 높이는 데는 기여하지 못했다. 근대적인 학교가 없던 옛날, 서당교육만으로도 시를 써서 장원급제까지 했는데 과잉상태인 학교교육을 받은 우리 학생들의 반 이상이 고등수학은 풀 줄 알면서 시 한 수도 외지 못한다는 개탄의 소리와, 연극·음악회·미술전시회 등의 문화행사 관람자 수가 점점 줄어간다는 통계가 발표되고 있다. 그러나 이 현상은 우리들의 인간성 퇴화를 의미하는 것이 아니고 우리나라도 우뇌 강세 문화에서 좌뇌강세 문화로 기울어지고 있음을 나타내는 것으로, 좌뇌 발전 위주로 짜여진 오늘날의 교육제도 아래서는 오히려 당연한 현상이라 하겠다.

그러나 인간의 뇌가 좌·우 두 개로 되어 있는 이상 어느 한쪽에 치우친 발전은 기형적임에 틀림없다. 따라서 우리는 좌·우 뇌를 고루 발달시켜 이상적이고 온전한 인간이 되기를 바라야겠다.

우리는 국가 발전에 필요하기 때문에 이질적 문화인 서구의 좌뇌문화 즉 과학기술문화를 받아들이기는 했지만, 그 과정에서 행여나 우리 고유문화인 우뇌문화가 매몰되어 버리지나 않을까 극도로 두려워하고 있기도 하다.

그런데 우리가 알아야 할 일은, 좌뇌교육은 우뇌에 따른 사고방식을 좌뇌의 사고방식으로 완전히 바꿔놓는 작업이 아니고 오히려 오래오래 잠자고 있던 좌뇌의 기능을 활성화시켜, 좌·우 뇌가 균형잡힌 협력을 하게 함으로써 이중의 효과를 거두자는 것이다. 그래서 우리에게 우뇌적 사고는 이미 발달되어 있으니까 이제는 새로운 교육을 통해서 미발달 상태에 있는 좌뇌를 극력 개발시켜 하루 속히 좌·우 뇌의 능력 발휘가 어느 정도의 균형을 이루는 선까지 육박해나가야 하겠다.

그러면 우리 고유의 우뇌문화를 바탕으로 새로운 좌뇌문화도 꽃피울 수 있을 것이다. 그러나 이 사업은 몇 해 동안에 달성될 수 있는 것이 아니라 몇 세대에 걸치는 긴 과정이 필요하다. 뇌의 발전에는 그만큼 오랜 시간이 걸리기 때문이다.

좌·우 뇌가 우리 정신생활에 미치는 영향에 대한 과학적 실험들은 육체인 뇌와 정신인 마음 사이에 실제적이고 구체적인 연관성이 있음을 확실하게 보여주었으며, 마음의 출처인 뇌에 대한 지식 없이 수천 년 동안 마음의 문제를 해결하려 했던 여러 분야에 획기적인 개혁을 일으켰다. 그러나 우리 머리 안에 두 개의 뇌에 따른 두 마음이 존재한다는 사실만으로는 우리가 경험하는 더 많은 마음에 대해서 정답이 되기에는 아직도 부족하다.

언어센터

 만약 우리가 말을 할 수 없어서 생각을 나타낼 길이 없었다면 오늘날과 같은 인류 문화가 이루어질 수 있었을까. 말은 인간의 뇌에만 있는 언어센터에서 비롯된다. 좌뇌에 있는 언어센터 부위의 세포들은 우뇌에 있는 언어센터 세포보다 말소리에 반응하는 힘이 강하도록 선천적으로 세포조직이 되어 있다고 한다. 이러한 좌뇌의 언어에 대한 우위성은 말을 들을 때뿐만 아니라 글을 쓰고 읽을 때도 마찬가지여서 우리가 성장함에 따라 좌뇌의 감응력과 우뇌의 감응력 사이에는 큰 차이가 생기게 된다. 이와 같은 두 뇌의 언어에 대한 반응력의 차이는 타고난 유전의 바탕 위에 어린 시절 이후의 언어생활의 결과가 합쳐진 때문이다. 또 말과 글을 매개체로 하는 현대 과학기술문화도 언어센터의 발달에 많은 영향을 미치고 있다.

 인간이 말을 처음으로 하게 되었을 때는 주로 남자·여자·나무·개·동굴 등 구상명사를 말했을 것이고, 차차 언어가 발달하자 다음에는 자기표현, 즉 배고프다·춥다·무섭다·아프다 등의

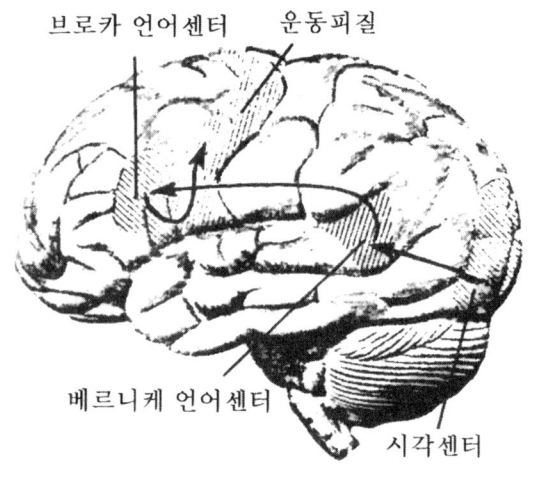
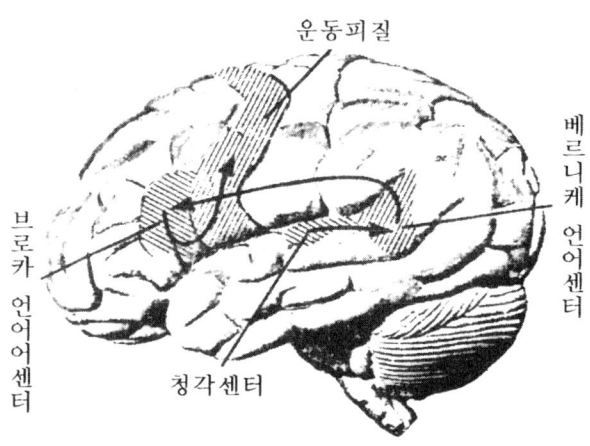

[그림4.8] 읽은 글(위)과 들은 말(아래)을 언어로 표현하는 경로

표현을 했을 것이며, 뒤에 더 발달해서 추상명사나 추상적인 개념, 즉 사랑·인생·행복·동정·윤리·죽음 등에 대한 개념을 말하게 되었을 것이다. 이러한 순서는 어린아이가 말을 배우는 데서도 볼 수 있다. 처음에는 엄마·아빠 등의 명사에서 시작하여 배고파·싫어·추워·과자 먹고 싶어 등으로 자기를 표현하고 나이가 더 들고 생각하는 대뇌피질이 발달하면, 자기가 어떻게 해서 태어났고, 무엇을 위해서 살 것이며, 장차 어떠한 배필을 만나 어떠한 가정을 이루겠다든가 등의 말을 하게 된다.

이와 같이 차차 더 어려운 말로 자기의 생각을 나타내게 되는 것은 우리의 대뇌피질과 함께 거기에 자리 잡은 언어센터가 발달하여 더 풍부한 생각을 많은 어휘를 사용하여 표현하기 때문이다. 우리가 외우고 있는 단어 수가 많으면 많을수록 우리의 생각은 더 풍부해지고 그 표현도 다양해지며, 남이 하는 어려운 말도 쉽게 알아들을 수 있어 우리의 성취는 높아진다.

1861년 무렵 프랑스 의사인 브로카(Pierre Paul Broca)는, 살아 있을 때 오른쪽 반신을 못 쓰고 남의 말을 알아듣기는 하나 자기는 말을 잘 못하던, 환자의 뇌를 해부해 좌뇌에 달걀만큼 넓은 부위가 물렁물렁하게 변질되어 버린 것을 발견하고, 그로 말미암아서 말을 못한 것이라고 발표했다. 그 뒤에도 오른쪽이 반신불수이면서 말을 못하는 환자는 모두 좌뇌의 같은 부위가 물렁물렁하게 되어 있었다. 그런데 왼쪽 반신을 못 쓰는 환자는 언어생활에 큰 지장도 없고 좌뇌에 변질된 부분도 없었으므로 브로카가 발견한 좌뇌의 변질된 부위가 언어를 발성하는 언어센터임이 확인되었다.

그 뒤 독일의 신경과 의사인 베르니케(Karl Wernicke)는 1874년에 오른쪽을 못 쓰는 반신불수이면서 대화를 할 때 동문서답을 하던 환자의 뇌를 해부한 결과, 브로카가 지적한 부위의 뒤쪽에서 변질된 곳을 발견했다. 그 후 반복된 뇌해부로 연구한 결과, 이 두 부위가 다 언어를 조정하는 센터인데, 브로카가 지적한 부위는 말을 만들어내기 위해 입술과 입 안의 여러 근육을 조정하는 센터이고, 베르니케가 찾아낸 부분은 남이 하는 말의 뜻을 알아차리고 이에 대해서 어떤 적절한 답을 해야 할지를 생각게 하는 조정센터임이 확인되었다.

가령 브로카 부위에 손상을 입은 환자와 베르니케 부위에 손상을 입은 환자를 한 자리에 앉혀놓고 "당신들 이름이 무엇이요?" 하고 물으면, 브로카 부위의 환자는 심히 더듬는 말이지만 "김아무개 올시다" 하고 느릿느릿 대답하는데, 베르니케 부위의 환자는 엉뚱하게 유창한 말로 "오늘은 비가오고, 밥을 맛있게 먹었습니다" 등등 사리에 안 맞게 횡설수설하는 것을 볼 수 있었다.

언어센터는 실은 두 곳뿐이 아니라 말의 성질에 따라, 즉 말을 귀를 통해 들을 때, 글자로 읽을 때, 글로 쓸 때, 물건의 이름을 말할 때, 색깔을 말할 때, 영어를 말할 때, 뜻글인 한문을 읽을 때와 쓸 때 등에 따라 주관하는 부위가 약간씩 다르다. 따라서 한 나라 말을 하던 사람이 다른 말을 쓰는 나라에 가서 곧 그 나라 말을 못하는 것도 새 말을 받아들이는 부위가 발달이 안 되었기 때문이다.

지금 여러분이 이 글을 읽을 수 있는 것은 이 낱말들이 벌써 신경신호가 되어 있기 때문이다. 이 낱말의 신경신호들은 뇌 안에 이미 형성되어 있는 여러 경로를 거쳐 해석된다. 우리들의 언어센터는, 한국어·영어·독일어 할 것 없이 어느 말이고 다 할 수 있게 되어 있다. 그리고 세계 어느 인종과 언어를 불문하고 언어센터의 구조와 위치는 비슷하다. 그러나 어떤 언어나 언어센터에 박히는 자극, 즉 프로그램이 다르기 때문에 그 프로그램에 맞지 않는 외국어는 새로운 자리에 새로운 프로그램이 이루어질 때까지 이해를 못하는 것이다.

다른 동물들도 인간과 마찬가지로 두려워할 줄도 알고 성도 내고 배우기도 하고 서로 사랑하기도 하지만, 언어센터는 인간에게만 있다. 우리에게 말이 있어 오늘날의 문화를 이루고 만물의 영장으로 떠오르게 되었으니 인간의 존엄성이란 우리에게만 있는 언어센터의 존재를 말함이 아닐는지 모르겠다.

언어센터는 태어날 때부터 발달하기 시작하고, 뇌는 18세가 될 때까지 자란다. 일반적으로 여섯 살에서 열 살까지의 아이들의 언어센터는 1년에 2천~5천 개의 어휘를 익힐 수 있고 어른은 200개 단어 정도밖에 익히지 못한다. 그러므로 외국어는 언어센터가 왕성하게 발달하는 어린 아이 때 배우는 것이 효과적이고 독서도 일찍 시작할수록 유리하다. 고등학교·대학교에서 치르는 적성검사는 그 사람이 나아갈 전문 방향을 제시해주지만 어휘검사는 그 사람이 발전할 수 있는 정도를 제시해준다.

미국 대학생들의 수년간 어휘검사의 결과와 졸업 후의 성공률과의 관계를 보면, 어휘검사에서 높은 점수를 받은 사람이 졸업

후 성공률도 높은 것으로 나타났다. 그러므로 어렸을 때 읽고 쓰고 듣고 해서 더 많은 단어가 뇌세포 속에 박히도록 해두어야 한다. 과학문화는 주로 언어와 수학을 기반으로 하므로 장차 더 지혜로운 사색을 하게 되고 풍부한 어휘로 자기를 효과적으로 표현할 수 있으며, 타인의 어려운 말도 쉽게 이해할 수 있어 여러분의 성공에 발달된 언어센터가 크게 기여할 것이다.

우리는 첫 돌이 지난 얼마 뒤부터 이 세상을 떠날 때까지, 또는 아침에 일어나서 밤에 잠자리에 들 때까지 말하면서 살고, 또 걸어다니며 산다. 말하기는 서로 의사를 소통하기 위함이요, 걷기는 서로 가까운 인간관계를 맺는다는 뜻으로써, 이 두 가지 행위는 인간이 모여서 살아가는 데 가장 기본이 되는 행위라 할 수 있다. 그리고 이 두 행위는 우리가 성장하는 과정에서 거의 비슷한 시기에 배우기 시작하여 비슷한 시기에 거두어지고, 다 같이 우리의 두뇌가 유전자의 지시대로 조종한다.

걸음은 뇌의 운동 체계와 균형 체계 등의 조종으로 쉽게 이루어지지만 말은 뇌의 언어 체계, 청각 체계, 기억 체계, 감정 체계, 지능 체계, 운동 체계 등 여러 체계가 합동으로 작용하여 이루어지는 행위로서, 글이나 지식을 배우는 체계와는 근본적으로 다르다. 글공부는 지식을 머리로 배우는 행위이고, 말은 입안 근육을 섬세하게 움직여서 알맞은 소리를 내게 하는 기술 훈련이다. 그래서 말은 재주로 배우지 않고 반복되는 연습으로 입안 근육에 말 기억을 형성시켜 무의식중에 저절로 말을 만들어 내도록 입안 근육을 길들이는 일이다. 마치 우리가 걸음마를 배울 때 어른들이 걷는 것을 흉내 내듯이 말도 어른들 말을 듣고 그대로 몇 번이고 흉내 내면 저절로 익혀진다. 즉 글은 공부해서 배우고, 말과 걸음은 연습해서 익힌다. 말을 하게 하는 언어 뉴런들은 말 음파에 활성화되고, 책 글자에서 오는 광파에는 직접 활성화되지 않는다. 그래서 우리는 아기 때, ㄱ·ㄴ·ㄷ·가·나·다 글자를 모르는데도 어머니나 다른 식구들의 말소리만 듣고, 그대로 흉내 내서 어른들과 의사소통했다. 말을 익히는 데에는 책도, 선생도 필요 없고 문법을 몰라도 된다. 다만 필요한 것은 말소리를 들을 수 있고, 들은 말을 연습할 수 있는 여건이다. 그 다음은 브로카 언어센터에 있는 유전자가 말을 잘할 수 있도록 입안 근육 운동을 조종해 준다.

그런데 외국어는 모국어와 달리 늦어도 5~10세에 익혀야 한다. 그것은 아기 때의 우리 뇌 언어센터에 있는 수십억 개의 언어 뉴런은 어느 나라 말의 음파든지 입력되면 곧 활성화해 흉내를 낼 수가 있다. 하지만 우리가 크면서 한국말만 하기 때문에 한국말의 음파에 예민한 언어뉴런들은 계속 발전하여 많은 신경회로를 형성해서 더욱 강화될 수 있다. 사춘기가 될 때까지 한 번도 외국어 음파를 입력하지 못한 사람은 외국어 음파에 예민한 언어 뉴런들이 신경회로를 형성할 기회를 갖지 못한다.

그리고 사람이 사춘기가 되면 뇌 안의 호르몬 환경에 큰 변화가 일어나는데, 언어센터 뉴런들 가운데서 모국어를 하는 데에 이용되지 않는 언어 뉴런들의 시냅스는 호르몬, 특히 남녀 부신이 분비하는 안드로겐(androgen)의 영향으로 약화되어 위축되어 버린다. 그래서 사춘기 전에는 10번쯤 연습하면 할 수 있는 외국어가 사춘기 뒤에는 유전자의 혜택이 없어져 수십 번을 연습해야 겨우 할 수 있다. 나이가 들면 들수록 연습을 더 해야 하며 사춘기가 지나서 배운 외국어는 아무리 잘해도 원어민이 하는 말과 같은 억양을 낼 수가 없다.

외국어뿐만이 아니라 모국어조차도 사춘기가 지나면 새로운 낱말의 습득이 어려워진다. 그래서 외국어는 5~7세에 배우기 시작하여 사춘기까지 일상생활에 쓰이는 정도의 말이라도 생각지 않고 저절로 입에서 나오도록 연습을 많이 해야 한다.

그리고 말은 혼자 하는 것이 아니고 다른 사람들과 대화를 통하여 연습해야 한다. 그리하여 여러 사람들의 다른 음색이나 음성, 음성파장의 패턴들을 청취하는 청각 훈련도 해야 한다. 그래서 가장 이상적인 외국어 교육 방법은, 국가적 정책으로 5~7세의 아이들이 일상생활에서 쓰는 한국말을, 원어민으로 하여금 외국어로 녹음하게 하되, 같은 말을 대화하는 속도로 10번 정도 되풀이 하게 한다. 이렇게 녹음된 테이프를 초등학교 하급반 첫 수업시간에 틀어 놓고 전학생이 한목소리로 따라서 한 시간 동안 연습하게 한 뒤 쉬는 시간에는 서로 외국어로 대화하도록 권장하면 아마도 중학교 들어가서는 외국어 공부에 많은 시간을 보내지 않아도 될 것이다. 이러한 교육방법을 전국적으로 실시하고 사춘기가 지난 뒤에는 외국어 교육은 멈추고, 그 대신 외국어 교과서를 말할 때처럼 빠른 속도로 음독을 반복하게 하면 말의 수준과 글의 수준이 동시에 쉽게 향상될 것이다. 사춘기 이전에 익힌 말은 일생동안 두뇌에 저장되어 글로벌 시대에 사는 사람들의 크나큰 무기가 될 것이다.

남이 하는 말을 들을 때 귀에서 받은 음파신호는 신경신호로 전환되어 청각피질에 도달하고, 이곳에서 다시 베르니케 언어센터로 보내진다. 베르니케 언어센터는 입력된 말뜻을 이해할 뿐만이 아니라, 그 말에 답이 될 말을 구성해서 이를 신경신호로 하여 브로카 언어센터로 보낸다. 브로카 언어센터에서는 그 말을 하는데 관여되는 입술, 혀, 성대 등 입안 근육의 참여 정도를 정확하게 조정하여 이들 근육을 직접 조종하는 운동피질로 신호를 보낸다. 그러면 운동피질의 목구멍, 입술, 혀, 턱 등 근육 조종센터에서 이들 근육을 적절히 움직여 말소리를 만들어 낸다[그림4.3/4.8].

독서는 말보다 더 복잡한 신경회로가 관여하는 진보된 언어 기술이다. 우리가 책을 읽으면 눈은 글자에서 반사된 광파신호를 신경신호로 바꾸어 뇌의 시각센터로 전한다. 이 신호는 시각뉴런에 의하여 처리된 후 두정엽에 있는 각회(角回)피질로 보내져 읽은 글이 뜻하는 말과 우리가 그 뜻을 말로 들었을 때의 음파신호를 연합해서 새로운 말 신경신호를 형성해 베르니케 언어센터로 보낸다. 베르니케 언어뉴런들이 각회에서 전달받은 신호를 청각센터로 보내면, 브로카 언어센터는 눈이 읽은 뜻을 귀로 들은 말과 똑같이, 말로 표현하도록 입안근육을 조종한다[그림4.8].

귀로 들은 말을 글로 써서 나타내는 일에는 더욱 더 복잡한 신경회로가 동원된다. 베르니케 언어센터는 청각센터에서 접수한 말의 뜻을 이해한 뒤 브로카 언어센터로 신호를 보낸다. 그러면 브로카 언어센터의 뉴런들은 이 신호를 팔, 손바닥, 손가락 등을 조종하는 운동피질로 보내며, 팔, 손, 손가락 등은 그들의 운동피질의 지시에 따라 움직여 귀로 들은 말을 글씨로 써서 나타낸다.

기 억

 뇌는 느끼고 생각하고 우리의 행위를 통괄하기도 하지만 과거에 겪은 일들을 기억하기도 한다. 기억이란 그 사람의 과거 기록이며, 이 기록은 현재와 연결되어 새로운 아이디어를 창조해내는 원천이 되기도 한다. 또 기억은 배움의 토대가 되기도 한다. 무엇이건 새로 배우고 경험하면 그것을 기억하고 있어야만 그것을 참으로 배웠다고 말할 수 있다. 기억은 또한 상상의 토대이기도 하다. 과거의 경험을 회상한다는 것은 과거를 기억해서 그것을 다시 상상해내는 일을 말하기 때문이다.
 기억은 또 우리 버릇의 토대이기도 하다. 우리가 어떤 일을 기억하고, 그것을 애쓰지 않고도 자주 반복할 수 있을 때, 우리는 그 일에 버릇이 되어버렸다고 말한다. 우리가 하고 있는 말이나 행동이나 감정도 실은 과거의 기억을 반복하는 버릇에 지나지 않는다. '엄마'에서 시작된 '어머니'란 말은 우리가 한두 살 때부터 지금까지 몇 천 번 몇 만 번 불렀기 때문에 우리 뇌에 꼭 박혀서 말하려고 애쓰지 않아도 저절로 입에서 나오는 말이다. 이처럼 기억하는 기능도 생각하는 기능과 마찬가지로 뇌세포가 하는 기능 가운데 하나이다.

　어떤 새로운 일을 경험한다든가 배우면, 뇌에 전기 화학적인 변화가 생겨 기억의 상(像)을 남긴다고 한다. 어떠한 일이 기억되려면 뇌세포에 들어온 그 메시지가 잠시 머물러 있어야 한다. 우리가 그림을 보다가 눈을 감아도 그 그림은 눈에서 사라져버리는 것이 아니라 눈 망막에 그대로 잠깐 남아있다. 피리를 불다가 숨을 쉬기 위해 잠깐 멈추어도 뇌에는 피리소리가 계속해서 들린다. 이러한 과정을 감각기억이라고 부르는데, 눈에 들어온 상(像)은 1초, 귀에 들어온 소리는 4초 동안 머무른다. 이 동안에 뇌세포가 그 소리와 상(像)을 인지하게 되는 것이다. 그러나 눈이나 귀에 들어온 수많은 자극들은 다 기억되는 것이 아니라 대부분은 시상에 의하여 걸러 나가버리고 그 일부만이 기억되어 남는다.

　기억은 다시 단기기억과 장기기억으로 나뉜다. 단기기억이라 함은 우리가 어떠한 사실을 기억해두려고 노력하지 않으면 곧바로 잊어버리는 기억을 말한다. 남의 전화번호, 앞에 가는 자동차 번호, 물건값, 운동 성적 등 필요한 순간에만 기억하다가 곧 잊어버리는 기억을 말한다.

　장기기억이란 아주 긴 동안 잊혀지지 않는 기억을 말하는데, 우리가 하고 있는 말, 식구의 얼굴, 음식맛 등 거의 죽는 날까지 잊혀지지 않는 기억들이다. 단기기억도 깊은 인상을 받았다거나, 동일한 자극이 자주 반복되면 장기기억이 된다. 버스에서 잠깐 만난 여인이지만 그 아름다움이 너무 인상 깊어 몇 해가 지나도 모습이 잊혀지지 않는 예라든가, 같은 전화번호를 자주 쓰면 잊혀지지 않는 것은 이러한 자극이 장기기억이 되었기 때문이다.

기억에 관여하는 뇌의 부위도, 생각을 일으키는 부위처럼 전두엽을 위주로 해서 뇌 전체가 해당된다고 보나, 새로운 자극을 받아들여 단시간 기억하는 데에는 대뇌변연계의 해마가 주된 구실을 하는 것으로 알려져 있다. 해마는 한꺼번에 일곱 가지 이상의 서로 다른 자극이 들어오면 단기기억으로 잘 보유하지 못한다. 즉, 일곱 가지 이상의 사실이 계속해서 들어오면 그 전에 기억했던 사실은 지워져 버린다.

따라서 일곱 글자로 된 전화번호 '275-9381'을 잊어버리지 않으려면 새로운 다른 사실이 머리에 들어오지 못하도록 온 주의력과 관심을 집중시켜 몇 번이고 외워서 장기기억으로 전환시켜야 한다.

우리에게 기억으로 남아 있는 일들은, 시각을 통해서 본 것, 청각으로 들은 것, 촉각으로 만진 것, 미각을 통한 맛, 후각에 의한 냄새와 우리가 생각했던 것들이다. 그러나 이들은 다 동일한 정도로 기억되지는 않는다. 그 가운데 음식의 맛과 냄새는 강하게 오랫동안 기억되었다가 쉽게 회상(回想)되는 기억이다. 그것은 미각세포와 후각세포 섬유가 기억을 형성하는 해마 가까이에 직접 연결되어 있어서, 들어오는 자극을 해마가 강하게 받기 때문일 것이라고 한다. 이와는 달리 눈으로 받아들인 자극은 뇌의 뒤쪽 끝에 있는 시각센터를 거쳐 해마에 간접적으로 들어오게 되므로 그 사이에 여러 중간세포를 거치게 되어 감응이 미각이나 후각에 견주어 약하다는 학설도 있다.

우리의 기억력은 일반적으로 뇌세포가 성장과정에 있는 18세까지는 나이가 듦에 따라 증가하고 18세부터 45세까지는 증가하지도 않고 감퇴하지도 않는 수평상태를 유지하다가 45세가 지나면 차차 감퇴하기 시작한다. 그러나 기억력은 연령에 좌우되기보다는 각 개인의 유전과 성격, 정신집중력과 마음의 너그러움 등에 따라 다르다고 할 수 있다. 두 사람이 똑같은 사실을 경험해도 기억하고 있는 것은 서로 다를 수가 있다.

두 사람이 어떠한 사건을 놓고 열띤 언쟁을 하고 있는데, 이때 다른 친구가 왔기 때문에 그 언쟁이 끝났다고 하자. 그런데 이 친구가 두 사람 사이를 화해시키려고 딴 방으로 각각 데리고 가서 싸움의 경위를 물었다. 이들은 흥분이 가시지 않은 채 상대방이 자기에게 한 말을 되풀이하면서 그에 대한 자기의 견해를 말했다. 그러나 두 사람이 하는 논쟁의 초점은 전혀 달랐다. 그것은 상대방이 하는 말 가운데서 자기의 감정상태에 알맞는 말만 기억하고 있기 때문이다. 극도로 흥분된 상태에서는 타인의 말을 제대로 받아들이지도 못하고 받아들인 것도 단기기억이 되어 바로 잊어버린다. 따라서 싸움으로는 아무 일도 해결되지 않는다.

또한 일단 기억된 장기기억도 그것이 다시 회상되는 데에는 우리의 감정상태 즉 뇌의 흥분상태가 영향을 미친다. 우리가 잊었던 친구의 이름을 회상해내려고 할 때, 머리를 조아리고 생각해내려고 애를 쓰면 쓸수록 머리에 떠오르지 않는다. 그러다가 그 일을 다 잊어버리고 마음의 긴장을 풀고 누그러진 마음으로 따뜻한 물에 목욕을 한다든가, 즐겁게 식사를 하고 있으면 문득 그 이름이 머리에 떠오른다. 마음의 긴장이나 동요, 흥분 등은 회상을 방해한다. 뇌파가 알파 타입일 때 마음의 긴장도 풀리고 회상도 잘 된다[그림4.2]. 모든 창의성도 알파 뇌파의 소산이다.

또 외울 때와 그것을 회상해낼 때, 외워둔 사실과 전혀 관계가 없는 일에 골몰하게 되면 회상에 방해가 된다.

지능 수준이 비슷한 김군과 이군이 다음날 시험을 위해 다섯 시간 동안 열심히 공부하여 둘 다 열 개의 수학문제를 풀어냈다고 하자. 김군은 고단해서 바로 잠자리에 들고, 이군은 기분을 전환한다고 디스코장에 가서 시험 걱정은 다 잊어버리고 즐겁게 놀다가 잤다. 다음날 시험 성적은 누가 더 좋을까? 김군은 외워 담은 답안을 거의 회상해낼 수 있었지만 이군은 많이 잊어버렸다. 이것은 디스코장에서 받은 자극이 머리에 강하게 떠올라, 외워 담은 수학문제의 회상경로를 방해했기 때문이다.

우리는 기억했던 것을 회상해내지 못할 때 흔히 잊어버렸다고 말한다. 그러나 우리가 일단 외워놓은 사실은 우리 뇌세포 안에 언제까지고 저장되어 없어지지 않는다고 한다. 우리가 생각해내지 못하는 것은 우리 뇌의 상태가 그들이 다시 떠오를 수 있는 상태로 되어 있지 않기 때문이다. 그러다가 잠에서 깨어나려고 할 때, 즉 뇌파의 주파수가 5~7헤르츠가 될 만큼 뇌가 평온한 상태에 있을 때 흔히 머리에 떠오른다. 그것을 우리는 꿈이라고 하는 것이다.

우리가 파티에 참석해 정신적으로 긴장된 상태에서 낯모르는 여러 사람을 소개받고 같이 재미있게 지낸 뒤 집에 돌아와서 이들의 이름을 회상해내려고 했을 때, 아주 인상적인 사람의 이름 외에는 거의 기억하지 못한다. 아주 인상적인 사람의 이름을 들을 때는 깊은 관심을 갖고 정신을 집중해서 들었기 때문에 뇌의 기억세포에 저장되었다가 뒤에 생각해내려 할 때 다시 떠오른다. 대수롭지 않은 사람의 이름을 들을 때는 별로 마음이 끌리지 않아 한 귀로 듣고 한 귀로 흘려버렸기 때문에 회상해낼 것조차 없다. 따라서 그들의 이름을 잊어버린 것이 아니고 기억해두지를 않았고 기억해두지 않은 것은 회상해낼 수도 없다.

그래서 기억력이 좋다는 사람들은 선천적으로 매사에 깊은 관심을 집중하여 잘 듣는 능력을 가진 사람이라고 할 수 있다. 나폴레옹은 많은 부하들의 이름을 기억하고 있었다고 한다. 새로 들어오는 군인들이 자기 이름을 보고할 때, 나폴레옹은 그 이름을 자기도 반복해서 불러보고, 까다로운 이름이 있을 때는 그대로 넘기지 않고 그 철자법을 물어보고, 때로는 개인사정과 가정사정을 묻는 등 한 사람 한 사람에게 깊은 관심을 갖고 들어서, 뒷날 기억해낼 재료를 저장해두었다는 것이다.

이와 같이 좋은 기억을 위해서는 잘 듣는 버릇이 선결조건이다. 그러나 기억하는 과정에 대해서는 '신경회로설'과 '시냅스설' 즉 시냅스의 형태로 기억이 저장된다는 설이 있으나 아직도 확정된 정답이 없이 미지의 상태에 놓여 있다.

기억 기능은 뇌의 지각 기능이나 기타의 지적 기능과는 다소 다르다. 그리고 우리의 마음은 주로 우리 뇌에 저장된 여러 가지

기억들이 재편성되어 전두피질에서 마음으로 떠오른다고 한다. 기억 기능은 기억되는 기간에 따라 장기기억, 단기기억으로 구별 지을 수도 있지만, 기억되는 항목의 성질에 따라 서술성(명시성) 기억, 잠재성(숙련성) 기억, 감정 기억 등 3가지 범주로 구분할 수도 있다.

서술성 기억 이 기억은 세상에서 일어난 여러 가지 정보나, 우리가 보고 듣고 읽은 내용이나 사실, 이름들 그리고 역사적인 사건 등, 우리의 지식을 저장해 두는 능력이라고 말할 수 있다. 이 기억은 해마에서 형성되어 두정엽, 후두엽, 측두엽에 기억 저장되었다가, 의식적으로 회상되어 우리 마음을 형성하는 주요소가 된다. 우리가 나이가 들어 중년이 되면 많이 나타나는 건망증은, 이러한 서술성 기억이 회상되는 경로에 문제가 발생했거나, 기억 형성과정에 장애가 생겼을 때 일어나는 현상이다.

잠재성(숙련성) 기억 근육 운동을 동반하는 기억으로서 '근육 기억'이라고도 하며, 우리가 익힌 기술이나 솜씨를 유지케 하는 능력이다. 골프 치는 솜씨, 피아노 치는 솜씨, 입을 놀려서 하는 말솜씨, 글씨 쓰는 솜씨 등 근육의 운동을 통해서 무의식적으로 나타나는 기억이다.

이 기억은 서술성 기억처럼 해마에서 형성되지도 않고, 저장 부위도 일부는 의식적인 전두피질에 저장되지만 대부분은 소뇌나, 기저절 등 뇌의 무의식 부위에 저장된다. 또한 회상될 때도 일부는 의식적으로 나타나지만, 대부분은 무의식적이고 반사적으로 나타난다. 피아니스트는 곡을 보면서 의식적으로 천천히 건반을 칠 수도 있지만 연주할 때는 익힌 곡에 맞추어 무의식적이고 반사적으로 손가락이 저절로 건반을 치며 열광적으로 연주한다. 외국어를 익힐 때도 서술성인 글을 익히듯이 읽고 쓰고 하는 방법으로는 기억도 저장도 향상되지 않는다. 이는 말이 잠재성인 입안 근육 기억으로 이루어지기 때문이다. 반복된 입 연습만이 근육 기억을 형성해 입이 저절로 말을 만들어 내는 것이다.

우리가 걸을 때 하는 활갯짓처럼 버릇으로 움직이는 근육 기억은 기저절에 저장된다. 잠재성 기억은 무의식적으로 회상되므로 우리 마음을 형성하는 주요소는 아니다.

감정 기억 무서움 · 슬픔 · 화냄 등 하급 감정은 편도에서 처리 저장되나 즐거움 · 사랑스러움 · 그리움 등 고급 감정은 시상하부에서 처리되어, 전전두피질에 저장된다.

기억력은 우리가 일생 동안에 우리의 모든 인지능력을 유지하는 원동력이 된다. 평범한 일상생활에도 우리는 서술성 기억, 잠재성(숙련성) 기억, 감정 기억, 시각 기억, 청각 기억, 후각 기억 등 모든 기억을 혼합해서 활용하면서 순간순간을 살아간다.

어떤 정보기억이든 비슷한 정보끼리 뇌의 같은 부위에 모여서 처리되고 저장된다. 음악정보는 같은 부위에 저장되어 멜로디 센터를 이루고, 여러 가지 냄새정보는 냄새센터에서 처리되고 저장된다. 사람 얼굴 같은 입체적인 기억은 얼굴 윤곽, 눈, 코, 머리털 등 여러 특성 있는 부분들로 분리 · 저장되었다가, 그 기억들이 일시에 모여 들고 처음 입력된 얼굴로 재구성되어 전전두피질에 떠오르면 우리 마음에 회상된다.

정보 하나가 기억되기 위해서는, 첫째로 그 정보에 한정된 특유하고 유일무이한 신경신호가 형성된 다음 그 신호가 암호화해 뇌에 입력되어야 하고, 둘째로 암호화한 신경신호는 그대로 몇 시간 또는 일생 동안 뇌의 특정한 부위에 굳게 저장되어야 하며, 셋째로 필요한 때에 저장된 신경신호는 생생하게 회상되어야 한다. 그리고 기억이 굳어지는 단계는 우리가 잠잘 때 주로 이루어진다. 그래서 충분한 수면을 취하는 것이 기억을 향상시키는 길이기도 하다.

즉, 새로운 정보가 기억됨은 하나의 정보신호가 기억뉴런의 구조에 변화를 일으키는 과정을 뜻한다. 이는 더 많은 뉴런들과 연결을 맺도록 신경회로망을 확장하고, 더 많은 신경전달물질을 생성토록 뉴런의 활성화를 높이며, 신경전달물질의 수용체 수를 증가시켜 시냅스를 강화한다는 말이다. 이 상태가 오래 지속되면 기억되었다고 한다.

흔히 말하는 '기억력이 약해졌다'는 말은 저장된 기억이 회상되지 않는다는 뜻이다. 나이가 50세를 넘으면 이처럼 기억의 회상 속도가 느려진다. 나이에 따라 기억력이 약해지는 것은 뇌 전체에 걸쳐 혈액순환이 저하되고, 신경회로망을 싸고 있는 미엘린 수초의 양이 감소되어 신경회로망을 거치는 정보신호 흐름의 속도가 더디어지기 때문이다. 나이가 들수록 많은 뉴런이 죽어버리기 때문에 뇌의 기능이 점점 약해진다고 지금까지 흔히 믿었다. 그러나 최근 MRI 기법으로 노인의 뇌를 조사한 결과, 노인의 뇌 크기가 축소됨은 뉴런의 수가 감소되어서라기보다는 신경섬유를 싸고 있는 백색체인 미엘린 수초의 감소 때문으로 보고 있다. 사실 뉴런의 수는 개개인에 따라 큰 차이가 있고 또 살아 있는 사람의 뇌에 있는 뉴런의 수를 측정할 수도 없다. 다시 말해 나이가 50세를 넘으면 미엘린 수초의 감소 때문에 뉴런의 정보 전달 속도가 더디게 되므로 두뇌의 회전도 더디게 된다.

따라서 50살이 넘은 사람은 여러 가지 일을 동시에 처리하기보다는 한 번에 한 가지씩, 정신을 집중해서 순서 있게 하는 것이 효과적이다. 하나의 일에 정신을 집중하는 뇌의 능력은 나이가 들어도 크게 감퇴되지 않는다. 그래서 평생을 한 가지 연구에 전념한 과학자 가운데는 80살이 넘어서도 여전히 집중력을 잃지 않고 훌륭한 연구 성과를 올리고 있는 분들이 많다.

연령에 따른 뇌의 능력 변화

 인간의 뇌는 본질적으로는 유연성이 아주 풍부하다. 그래서 분만할 때나 어려서는 뇌에 손상을 입어도 쉽게 회복된다. 그러나 이 유연성은 나이가 들어갈수록 감소되어 어른이 되어서 뇌를 상하면 완전 회복이 어려워진다. 또 나이가 어린 뇌는 어른 뇌에 견주어 적응성도 높아서 새로운 사태에 쉽게 익숙해진다. 그래서 어린 아이가 새로운 일이나 외국어 따위를 쉽게 배우는 것이다.
 뇌 성능의 쇠퇴 원인은 주로 뇌세포의 죽음과 세포와 세포 사이의 연결의 허약 때문이라고 한다. 우리 뇌는 천억 개에 가까운 신경세포가 모여서 이루어져 있는데, 이처럼 많은 세포는 자라는 도중에 그 수가 증가된 것이 아니고, 날 때부터 가지고 있는 세포의 수 그대로다.
 즉, 신경세포는 세포분열을 하지 않는다. 어린 아이의 머리가 커지고 무거워지는 것은 신경세포 하나하나의 크기가 커지고 세포섬유가 계속 자라서 전보다 더 복잡한 유기적 연결망을 형성하기 때문이다.

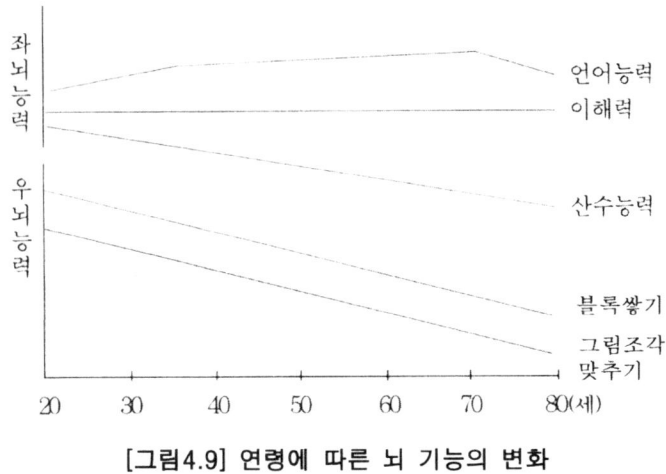

[그림4.9] 연령에 따른 뇌 기능의 변화

　나이에 따라 저하되는 기능의 정도는 그 기능의 종류에 따라 다르지만 일반적으로 뇌 기능이 가장 높을 때는 18세 전후이고 그 뒤부터는 하루에 2만~5만 개의 뇌세포가 죽어 없어지며 뇌의 무게는 매년 1그램 정도씩 가벼워진다. 또 대뇌피질의 고랑이 깊고 넓어지며 뇌실도 차차 커진다. 이리하여 뇌에 틈이 생겨 스펀지처럼 된다고 한다.
　나이가 50세 이상이 되면 뇌 기능의 방향이 현저하게 달라진다. 일을 계획하고 처리해나가는 데서 젊었을 때처럼 명분과 합리성을 고집하지 않고, 이해와 양보를 택하는 경향이 높아진다. 언어를 구사하는 좌뇌의 능력은 높아지나, 우뇌의 공간성 인식 능력은 저하되어 전에 본 얼굴도 잘 못 알아본다. 뇌의 감각능력 즉 시각·청각·후각·미각·촉각 등도 약해져 귀도 잘 들리지 않고 음식맛도 잘 모른다.

　연령에 따른 뇌세포 퇴화의 한 원인은 뇌에 혈액을 공급하는 뇌동맥이 좁아져 산소와 영양분의 공급이 감소되기 때문이다. 뇌 기능의 저하는 서서히 진행되기 때문에 측량하기가 어렵고, 20세를 넘으면 차차 기능이 저하되지만 이는 새롭게 쌓이는 경험에 따라 많이 보충되기 때문에 눈에 띄지 않는다.

　60세가 넘은 노인들이라도 정기적으로 가벼운 운동을 하면 육신을 건강하게 할 뿐 아니라 두뇌의 건강에도 크게 도움이 된다. 가벼운 육체적 운동을 하는 동안 두뇌 동맥의 피 흐름의 속도가 증가되어 많은 포도당과 산소를 뇌에 공급하게 되며 이로 말미암아 뇌의 신진대사가 증가한다. 이러한 신진대사의 증가가 전두엽의 기능을 증진시켜 정신력을 강화한다.

5장 뇌의 기능(Ⅱ)

남자의 뇌, 여자의 뇌
뇌의 조화로운 활동과 일하는 패턴
마음(생각)과 의식
좋은 뇌를 위하여 좋은 환경(자극)을
뇌의 휴식과 마음의 통제
마음 때문에 생기는 병
창의성과 지능지수
왜 잠이 오고 꿈을 꾸는가
술·커피가 뇌에 미치는 영향
자아

남자의 뇌, 여자의 뇌

뇌의 발달에는 환경의 영향도 크기 때문에 남녀의 뇌 기능의 차이를 말하는 것은 경우에 따라서는 사회적 물의를 일으킬 수도 있다. 그러나 지금까지 알려진 여러 가지 과학적 연구 결과를 볼 때, 남녀의 뇌의 기능에는 다소나마 차이가 있음이 확실히 밝혀졌으므로 여기에 소개한다. 따라서 남녀가 동일하다고 보고자 하는 사회학과, 동일하지 않은 사실을 지적하는 생물학 사이에 서로 불협화음의 인상을 주지만, 정확히 말해서 남녀는 체격이나 행동·생각이 동일하지 않으며 이는 생물학적인 뇌의 기능의 차이에서 말미암는다는 것을 알아야 한다.

부부는 일심동체란 말을 흔히 듣는다. 부부의 마음 씀씀이 같아야 한다는 말이다. 그러나 이제 남녀의 뇌가 다름을 인정한다면 당연히 부부의 의견도 다를 수 있음을 인정해야 할 것이다. 우리는 남녀의 신체에서 보는 차이 즉 몸의 크기와 생김새, **뼈**대의 크고 작음, 수염과 유방의 유무, 사춘기 시작 시기의 불일치, 경도 등을 남녀간에 이미 정해진 차이점으로 아무런 이의 없이 받아들이고 있다.

 이와 같이 몸에 차이점이 있다는 말은 온 몸을 관할하는 뇌의 기능이 동일하지 않음을 말해주는 것이다. 우리가 아직은 뇌에 대해 익숙지 않기 때문에, 무리가 될 수도 있겠지만 남녀 뇌 사이에 서로 다른 점이 있다는 사실을 인정하고 오히려 그 사실에 바탕을 두고 공평한 사회를 이룩함이 옳은 일이라고 생각된다.

 남성의 우뇌가 여성의 우뇌보다 기능이 강하다는 사실을 알았으면 남녀 학생을 모집하는 시험문제에 우뇌가 주로 쓰이는 문제만을 출제해서는 안 될 것이다. 이는 시험문제 자체가 **여학생에게**는 불리하기 때문에 — 무거운 돌을 남녀학생에게 동등한 조건으로 들어올리게 하는 경쟁시험과 마찬 가지로 — 남녀불평등을 가져오게 될 것이다.

 우리의 뇌는 직접 간접으로 남녀의 성별과 성감정, 성욕 등에 영향을 미친다. 남녀의 성의 차이는 주로 다음 세 가지 요인으로 결정된다.

 첫째, 남녀의 기본적 성별은 수정할 때 정자가 지니고 있는 X 또는 Y 염색체에 따라서 유전적으로 뇌의 시상하부에 있는 성센터에 입력되어 버린다.

 둘째, 성센터의 조종에 따라서 각각 다른 호르몬이 생성되어 모양이 다른 성기가 형성되고, 성격도 남자 아이는 용맹하게, 여자 아이는 온순하게 된다. 사춘기가 되면 성센터는 또 다른 호르몬이 생성되도록 조정하여 성기 이외에 월경·젖가슴·수염 등의 성별 변화를 일으킨다.

셋째, 성센터는 또한 주위 환경에서 오는 성적 자극에 반응하는 강도를 좌우한다. 동일한 자극에 어떤 사람은 강하게 어떤 사람은 약하게 성적 흥분을 느끼는 것도 성센터의 기능에 따른 것이다.

 그리고 성반응은 같은 시상하부에 자리 잡은 식욕센터가 음식을 보기만 해도 군침이 나오게 하듯, 일종의 반사 자극으로 일어난다. 감정뇌인 시상하부의 크기는 남성 뇌보다 여성 뇌가 크다. 그래서 여성은 남성보다 감성이 더 풍부하고 예민하다. 여성이 남성에 견주어 더 쉽게 우울해지고, 더 쉽게 흥분하고, 더 쉽게 놀라고 또 그 밖에 음식맛, 피부의 접촉, 소음 등에 더 민감한 것도 모두 시상하부의 영향이다. 반대로 남성은 호기심이 강하며, 모험을 해서라도 이 호기심을 충족시키려 하고 따라서 발전할 기회가 더 많다.

 뇌 전체의 무게도 남녀에 따라 다르다. 남자의 뇌는 평균 1.35킬로그램인데 여자의 뇌는 1.2킬로그램밖에 되지 않는 다. 또 성센터의 생김새도 얼마쯤 다른 점을 나타내고 있다. 뇌 학자들은 숫쥐의 성센터에 있는 어떤 세포의 크기는 암쥐의 세포보다 5배나 크며, 세포의 배열에도 차이가 있음을 발견했다. 이런 점으로 미루어 보아 동성애자들의 성센터의 패턴은 이성애자의 그것과 다르게 구성되었을 것으로 보고 있다.

 좌·우 뇌의 기능 편중에서도, 여자의 뇌와 남자의 뇌가 다르다. 정신을 집중해야 하는 일, 수학문제, 구상화. 개념적인 사색 등에는 남성들의 뇌가 더 유리하게 분화되어 있다.

 여자 아이의 언어센터는 태어났을 때 남자 아이의 것보다 4주

일이나 더 일찍 발달하기 시작하여, 말을 일찍부터 하고, 사용하는 단어수도 더 많다. 그러므로 여자 아이가 노래도 더 일찍부터 부르기 시작하며, 책도 더 어려서 읽기 시작하고, 외국어에도 빨리 익숙해진다. 여자 아이가 철이 일찍 드는 것도 남자 아이보다 일찍 발달하는 언어센터가 간접적인 영향을 미치기 때문이라고 한다. 언어센터의 부조화로 생기는 말더듬이도 거의가 남자 아이다. 여자는 어릴 때부터 뇌의 청각센터가 남자보다 예민해서 엄마 음성을 더 쉽게 알아차리고, 노인이 되어서 귀가 머는 것도 남자에 견주어 더디다.

남자 아이 뇌의 시각센터는 여자 아이의 그것보다 더 일찍 발달하고 기능도 더 강해서 청각센터의 열세를 보충한다. 여자 뇌의 피부 감각센터는 남자보다 더 민감하며, 섬세한 일에 관계되는 여러 근육의 협조가 남자들에 견주어 더 잘된다. 그 대신 빠른 동작을 요하는 전신운동에는 남자의 운동센터가 우세하다. 여자의 청각센터가 남자보다 더 발달되었으므로 상대방이 하는 말의 억양, 어조의 강약 등으로 암시 등을 잘 깨달아 사귐성도 더 좋고, 눈치도 빠르다.

입체적 공간적 구상능력은 건축설계사 · 예술가에게는 필수적인 재능이다. 그런데 시각 공간 인식센터는 남성의 경우 우뇌에 자리 잡고 있는데 여성은 좌뇌에 자리 잡고 있다. 즉 여성은 시각 공간 인식센터가 언어조정센터와 함께 좌뇌에 자리 잡고 있으므로 언어센터에서 다소의 압박을 받고 있어 입체적인 묘사에는 남성보다 불리하다.

남녀 뇌의 차이는 장난꾸러기(기능항진증)에게서도 볼 수 있다. 장난꾸러기의 95퍼센트는 아마 남자 아이일 것이다. 남자 아이들의 뇌는 호기심이 많아 주위에 있는 것을 만져보려고 하기 때문에 조용히 앉아 있어야 하는 초등학교 교실에서 남자 아이들은 장난꾸러기라는 말을 듣기 쉽다. 또 남자 아이는 시각 공간 인식이 강해서 듣고 배우는 것보다는 보고 배우려고 하는데, 교실에서는 조용히 앉아서 선생님의 말씀을 들어야 하므로 견디기가 어렵고, 남자의 손은 섬세한 일을 잘 못하는데 어려서부터 섬세한 글씨를 써야 하니 그것도 견디기 어려운 것이다.

이상과 같이 대부분의 초등학교 교육제도는 여자 아이들에게 알맞고, 발육과정이 여자보다 훨씬 더딘 남자 아이들에게는 연령이 같다고 해도 무리가 아닐 수 없다. 따라서 조용히 앉아 있지 못하고 글씨도 깨끗이 쓰지 못하고, 늘 물건을 만져서 부수어버리며 손재주도 없고 선생님 말도 잘 듣지 않는 말썽꾸러기가 되기 일쑤다.

상급 교육과정에서도 수학 · 물리 · 화학 · 공학 등을 가르칠 때, 도표나 공식보다는 언어를 더 많이 사용해야 언어센터가 강한 여성들이 더 쉽게 이해할 수 있어 뇌의 기능을 바탕으로 하는 남녀교육의 균등이 이루어질 것이다. 현재는 이러한 과목에서 여성들이 그들의 이점인 언어를 이용하지 못하므로 이공 계통의 진출이 부진하며, 오히려 언어를 많이 구사하는 문단 진출이 현저한 듯하다.

이상 말한 남녀 뇌의 비교는 어느 한쪽이 다른 쪽보다 월등하거나 열등하다는 우열을 말하는 뜻이 아니며, 다만 남자의 뇌와 여자의 뇌가 기능에 다소 차이가 있음이 과학적으로 드러났기 때문에 그대로 소개한 것이다. 이 차이는 뇌의 작동에 따른 것뿐만 아니라, 남녀 성호르몬의 구실도 크므로 감안해야 할 것이다.

뇌의 조화로운 활동과 일하는 패턴

 뇌의 여러 부분이 각각 특수한 구실을 분담하고 있지만, 우리의 정신적 육체적 진전은 뇌의 여러 부분의 균형 잡힌 활동과 협동에 따라 이루어진다. 이 조화체계에 이상이 생길 때, 정신질환은 물론 육체적인 장애까지 겪게 된다. 이들 협력 체계 가운데서 예를 하나 들어보자.
 사람에게는 매초 약 1억 정도나 되는 자극이 신체의 내부와 외부에서 중추신경으로 들어온다. 이때 시상은 대뇌피질이 여유 있게 생각하여 옳은 결정을 내릴 수 있도록 1억 개의 자극 가운데서 100만 분의 1인 100개 정도의 중요한 자극만 골라 대뇌피질에 보내고, 나머지는 걸러내 버린다. 또 연수는 호흡·혈액순환 등 틀에 박힌 일이나, 재채기·하품 같은 대수롭지 않은 일들을 대뇌피질까지 보내지 않고 도중에서 처리해버리는 등 서로 잘 협조하고 있다.
 그러나 뇌의 어떤 기능은 같은 쪽 뇌 안에서 일어나는 다른 기능으로 방해를 받는다. 여러분이 남의 이야기를 들으면서 오른손으로 글을 쓰면 틀리기 쉽다. 또 라디오에서 나오는 경음악을 들으면서 영어 단어를 외기는 어렵지 않지만 말로 하는 노래를 들으면서 외려면 정신이 헛갈려 어려움을 겪게 된다. 이는 남이 하는 말을 듣는 것은 주로 좌뇌에 자리 잡은 언어센터이며 또 오른손을 관할하는 것도 좌뇌이므로 같은 쪽 뇌에서 둘 이상의 일을 동시에 하면 서로 방해가 되기 때문이다. 음악 가운데서도 노래 가사를 듣는 데는 좌뇌 언어센터가 관여하고 멜로디를 듣는 데는 우뇌의 멜로디센터가 관여한다. 단어 외는 일과 노래 가사를 듣는 일은 다 좌뇌 언어센터의 관할이라 서로 방해가 되지만, 단어와 멜로디는 서로 방해하지 않고 오히려 잡음을 방지해주므로 단어를 외는 데 도움이 되는 것이다.

컴퓨터는 입력된 사항에 대해서만 응답을 한다. 마찬가지로 우리의 뇌도 의식적 또는 무의식적으로 들어온 자극에 대해서만 작용을 나타낸다. 따라서 더 명석한 머리를 가지려면 어려서부터 여러 가지 색깔·소리·풍경·모양 등으로부터 끊임없는 자극을 받으면서 자라야 한다. 어려서부터 외부와 단절된 상태에서 자란 사람은 성격도 거칠거니와, 시간에 대한 감각도 둔하고, 보통사람보다 더 긴 시간의 수면을 필요로 한다.

우리의 뇌는 어떤 자극을 받으면 그에 대해서 반응하고 그 반응을 행동으로 끝내려는, 즉 '자극→뇌→반응→행동→완료'의 패턴을 지니고 있다. 하나의 자극을 받으면 행동으로 결말을 지어야 뇌가 제구실을 했다고 말할 수 있고, 이 순서를 완료했을 때 우리는 쾌감을 느끼고 도중에서 중단되면 무엇인가 아쉬움을 느끼게 된다.

　아버지가 야단치시는 소리자극이 당신의 뇌로 들어와서, 뇌가 그에 대해 반응을 하고 그 반응을 대답이라는 동작으로 나타내려 할 때, 아버지가, 어른 말에 대답한다고, 더 야단을 치시면 당신은 묵묵히 참아야만 하고 가슴이 터지는 울화를 느낀다. 그러나 아버지의 야단에 대해서 당신 나름대로의 변명을 다하고 나면 속이 시원함을 느끼게 된다. 이처럼 자극에서 시작해서 행동으로 끝나는 패턴이, 도중에서 중단되는 일이 자주 있으면 그 사람은 정신질환에 걸리기 쉽고, 반대로 이 패턴의 완료가 반복되면 그 사람은 명랑해지고 더욱 많은 일을 해낼 수 있는 뇌가 양성된다. 즉, 우리 뇌는 시작한 일에 대해서 끝을 내려는 경향이 있고 그 일이 끝나면 잠시 휴식하려는 경향이 있다. '시작이 반'이라는 우리 속담은 시작하면 끝을 내려는 우리 뇌의 경향을 잘 나타내고 있다.

　친구에게 편지를 보내야겠는데, 무슨 말을 해야 좋을지 몰라 망설이고 자꾸만 미루고 있는 수가 있다. 그럴 때는 우선 펜을 들어 '그동안 별일 없이 지냈는가' 하는 인사말로 시작해보시기 바란다. 그러면 그 다음에 할 말은 쉽게 머리에 떠올라 결국 끝을 맺을 수 있을 것이며, 다 쓰고 나면 무거운 짐을 벗어버린 듯이 마음이 가뿐할 것이다. 이는 일을 시작하면 끝을 내지 않고는 만족할 수 없는 뇌의 독특한 패턴이 있기 때문이다.

　어떤 일을 하려고 계획만 하고 착수를 미루고 있으면 그사이에 다른 일이 생겨 계획했던 일을 하겠다는 열망이 약해져버린다. 따라서 미루는 버릇, 어떤 일을 하다가 중단해버리는 버릇을 자주 반복하면 뇌의 일하는 패턴이 '자극→뇌' 또는 '자극→뇌→반응'으로 굳어져버려 아무 일도 완료하지 못하는 사람이 되어버린다. 그러므로 우리는 어떠한 일에 자극을 받으면, 그에 대한 반응으로 옳은 계획을 세워, 행동으로 실천에 옮긴 뒤, 우리가 만족감을 느끼도록 끝까지 매듭을 짓는 습관을 반복해야겠다. 그러면 우리는 더 많은 일을 성취할 수 있을 것이다.

뇌의 건전한 발달과 기능을 위해서는 끊임없는 자극과 활동이 필요하지만, 일시에 너무 많은 자극이 들어온다거나 깊은 사색을 방해하는 잡음이 많을 때는, 뇌가 일하는 패턴에 혼동을 일으켜 중요한 사실을 **빠뜨리거나** 그릇된 결정을 내리기 쉽다.

마음(생각)과 의식

 생각이나 느낌에 대해서 설명하기란 매우 어렵다. 대뇌변연계에서 우러나오는 쾌감과 불쾌감 등의 기분에 대해서 앞에서 간단히 설명했지만, 기분 또는 느낌은 생각이나 마음과 혼동되기 쉬우므로 이 책에서는 편의상 대뇌피질이 주된 센터가 되는 마음을 '생각', 대뇌변연계가 발상지인 마음을 '감정 또는 느낌', 뇌간이 관할하는 마음을 '본능'이라고 부르고, 생각·느낌·본능을 합하여 '마음'이라 하기로 한다. 물론 이들 마음은 어떤 하나의 독립된 부위에서 우러나는 것이 아니고 뇌의 여러 부위가 관여하기 때문에, 각각의 마음에 따른 명확한 발상 부위를 구획할 수는 없지만, 편의상 주된 발상 부위를 중심으로 설명해보기로 하자.
 느낌은 생각에 견주면 비교적 단조롭다. 시험에서 만점을 받았을 때의 기쁨이나, 친한 친구를 오랜만에 만난 반가움, 취직이 되었을 때의 느낌들은 정도와 성질에 다소의 차는 있을망정 기분 좋은 느낌은 거의 같고, 그 표현도 비슷하다. 이와 같이 여러 다른 사정으로 생긴 기쁨들이 거의 비슷한 느낌으로 나타나는 것은 발상센터가 동일한 까닭일 것이다. 마찬가지로 분노로 화를 낼 일은 다양해도 그에 대한 우리의 반응은 거의 같다.

그러나 우리의 생각은 그렇게 간단하지 않다. 그래서 생각에 대해서 따져보기란 매우 어렵다. 거울 앞에 앉아 여러분의 얼굴을 바라보시라. 둥글넓적한 얼굴 한복판에 우뚝 솟은 코, 그 위 양쪽에 눈과 눈썹, 코 밑에 입, 턱, 입 안에 하얀 이, 그리고 귀, 이마의 흉, 여드름 자국 등을 차례차례 객관적으로 관찰할 수 있다. 그러나 우리의 생각은 이처럼 차근차근 순서 있게 보아나가기가 어렵다.

지금 종이 위에 여러분의 머리에 생각나는 그대로를 차례로 적어보라. 이 생각 저 생각이 한꺼번에 떠올라서 도저히 차분하게 적어 내려갈 수 없을 것이다. 거울 속의 얼굴을 다시 보라. 과히 미남은 아니지만 우뚝 솟은 코가 남성적이고 이마에 있는 손톱자국은 어려서 동생과 싸울 때 할퀸 것인데, 그 동생은 지금 외국에서 무엇을 하고 있을까. 그가 귀국하면 나라를 위하여 큰일을 할 거야. 그때 어머니에게 심한 꾸지람을 들었지. 그 어머님은 벌써 세상을 떠나셨어. 그렇게도 진실하게 예수를 믿으셨으니까, 아마 천당에 가 계실 것이고, 거기에서 하느님을 만나, 내게도 축복 내리실 것을 부탁하셨을 거야. 천당은 죽음이 없는 곳. 영원히 살아 계실 테니까 훗날 다시 만나 뵈오리.

이 같이 우리의 생각은 항상 질서 있고 논리적이지 못하고 현재·미래·과거가 뒤범벅되어, 얼굴에서 시작된 생각이 동생·어머니를 거쳐, 엉뚱하게 종교에까지 비약해버린다. 이와 같은 갖가지 생각은, 뇌를 형성하고 있는 신경세포가 신경섬유를 통해 유기적으로 연결되어 있으며, 여러 가지 화학물질을 만들면서 서로 영향을 미치기 때문에, 나타난다고 한다.

우리는 뇌의 여러 부분 가운데서 대뇌피질에 있는 세포들이 하는 생각작용만을 의식하고, 그것만을 생각이라고 여기고 있다. 그러나 학자들은 대뇌피질 이외의 부분에 자리 잡은 신경세포 그룹에도 생각작용이 있다고 보고 있다. 다만 그들이 한 생각이 전두피질에 전달되었을 때만 우리가 그것을 의식하고, 전달되지 않을 때는 의식하지 못할 따름이다. 자전거를 탈 때 넘어지지 않도록 우리는 거의 무의식적으로 핸들을 좌우로 알맞게 돌린다. 몸이 넘어지려 할 때 빨리 핸들을 돌려야 한다고 기저절과 소뇌의 세포들이 생각했는데, 그것을 전두피질에 전달해서 명령을 기다릴 시간의 여유가 없으니까 연수의 반사작용으로 우선 핸들을 돌려 안 넘어지게 해놓는다. 그러고는 나중에야 전두피질에 전달해 우리가 그것을 의식하게도 하고, 때로는 전달을 하지 않아 전혀 의식을 못하게도 한다.

기쁨·성냄·두려움·불쾌함 등은 주로 대뇌변연계에서 나오는 느낌이며, 관능적 성욕·식욕 따위는 뇌간에서 나오는 본능적인 욕구이다. 우리는 생각·느낌·욕구를 총칭해서 마음이라고 하지만, 이들은 출처가 다른 까닭에 그 성질도 다소 다르다.

흔히 우리가 본능적 생리작용이라고 하는 식욕·성욕 등의 욕심은 진화의 관점에서 볼 때 원시뇌에 속하는 뇌간에서 우러나오고, 즐거움·성냄·두려움 등의 느낌은 대뇌변연계에서, 그리고 생각은 고등뇌인 전두피질에서 우러난다. 원시뇌는 악어 등 파충류뇌에 해당하므로 인간의 본능적인 욕심은 파충류의 일상의 행위와 비슷하다. 이와는 달리 이성적 생각을 지배하는 센터들은 수십억 년 전부터 발달된 새로운 뇌, 즉 대뇌피질에 자리 잡고 있다.

이들 센터는 유전적인 요인도 있지만 후천적인 교육 · 수양 · 훈련 등을 거쳐 더욱 발전될 수가 있다. 이렇게 발전된 이성의 센터가 대뇌피질에 많이 생겨, 서로 긴밀한 연결로 협동하면 할수록 이성의 힘이 강해져서, 원시뇌에서 나오는 본능적 욕심, 대뇌변연계에서 우러나는 여러 가지 감정 등을 억누를 수가 있다. 사람이 만물의 영장 노릇을 하는 것도 이들 이성센터가 사람의 대뇌피질에 유난히 발달되어 원시적 뇌에서 우러나는 욕심과 대뇌변연계에서 우러나오는 감정 등을 통제하기 때문이다.

따라서 이성센터가 덜 발달된 사람은 겉모양은 사람이로되 원시뇌의 지배 아래 사는 하등 동물, 또는 감정센터의 지배로만 사는 동물과 비슷한 행위를 하게 된다. 그러므로 먹고 마시고 성욕에 불타고 화를 잘 내고 싸움을 일삼는, 사람들은 겉은 현대인이로되 그들의 뇌는 아직도 원시뇌가 지배하는 동물의 상태를 크게 벗어나지 못했거나 아직 진화가 덜 된 사람이라고 말할 수 있다.

술을 마시면 가장 먼저 대뇌피질에 있는 이성적 생각을 하는 센터들이 마비되어 버린다. 그래서 술 취한 사람들은 싸우고, 부수고, 고함지르며 동물처럼 행동한다. 이는 이성센터들이 지배력을 잃자 감정센터 · 욕심센터들이 제멋대로 활동하기 때문이다. 어린 아이는 이성센터들이 아직 발달되어 있지 않았기 때문에 배가 고프면 화를 내고 울어대고, 배부르면 잠을 자고 오줌이 마려

우면 언제 어디서고 싸버린다. 겉모양은 작은 사람이지만 이성센터들이 거의 발달되지 않았기 때문에 동물들이 하는 식으로 살아가는 것이다.

여러분의 뇌는 화를 잘 내는 어린 아이의 뇌를 면했는지 곰곰이 생각해보시기 바란다. 우리는 이성센터들을 최고도로 발달시켜 가장 진화된 사람이 되어야 하겠다.

마라톤 선수는 다리 근육을 더 세게 하고자 꾸준히 달리는 훈련을 계속한다. 우리 대뇌피질도 일종의 살덩어리다. 그러나 이 살덩어리를 발전시키는 방법은, 달리는 일이 아니고 깊이 생각하는 연습을 습관이 될 때까지 계속하는 일이다. 우리가 늘 머리를 쓰고 있으면 뇌의 전두엽 부위와 기억을 형성하는 해마 주위에 말초혈관이 더욱 발달되어 더 많은 산소와 영양분이 공급되어 이들 뉴런의 활동을 돕고, 뇌세포 안에 뉴런 성장호르몬의 생성을 증가시켜 특별한 화학물질이 생기고 뇌세포들은 더 많은 수상돌기를 내 주위에, 또는 먼 곳에 있는 다른 뇌세포와 유기적인 연결을 맺어, 이성센터가 더욱 큰 그룹이 되고, 이런 그룹의 수도 늘어서 더 좋은 생각이 더 쉽게 우러나온다.

느낌센터와 이성센터가 다른 점은 느낌센터가 활성화하는 데는 시간이 짧게 걸리고 이성센터가 하는 결정에는 시간이 다소 길게 걸린다는 것이다. 이성센터들이 어떤 단순한 결정을 한다든가, 또는 운동이 따르는 생각을 형성하기 위해서는 분산되어 있는 여러 이성센터들과 접촉을 거치게 되므로, 자극이 들어와서 그에 대한 반응이 형성되는 데 보통 0.1초가량이 걸리고, 그 반응이 운동을 필요로 하는 경우에는 1초 내지 1.5초의 시간이 필요하다.

 이와 같이 우리의 마음이 형성되기까지에 시간이 필요하다는 사실은, 생각을 낳기 위해서는 뇌 안에서 여러 가지 과정을 거쳐야 한다는 것을 의미하고, 이 과정을 주관하는 것이 바로 뇌라고 결론지을 때, 궁극적인 한 개인의 존재는 그의 마음의 존재에 있는 것이 아니라 그 마음을 형성하는 뇌의 존재에 있다고 할 수 있다. 즉 나의 뇌가 곧 나 자신인 것이다. 그런데 지금까지 우리가 알고 있는 뇌에 대한 지식은 뇌가 지니고 있는 전체 비밀의 1퍼센트도 못 될 것이라고 하니, 뇌가 하는 모든 기능의 과정이 밝혀지는 데에는 앞으로도 긴 세월이 필요할 것이다.

 우리의 마음은 주로 기억으로 구성되고 말과 행위로 표현되지만 상상 또는 환상으로도 나타난다. 우리는 잠시라도 아무 생각 없이 있을 수 없고, 많은 생각은 여러 구상으로 이루어진다. 고향에 계시는 어머니의 얼굴, 살던 집 모습, 애인과 정답게 속삭이던 모습 등이 회상되어 마음의 눈으로 볼 수 있게 생각난다. 또 지난날의 경험, 또는 앞날의 계획 등이 여러 모습으로 상상되어 마음의 눈에 보이기도 한다.

 그 상상이 어떤 것이건 상상력은 우리 정신 기능 가운데서도 가장 중요한 기능이고 또 이로 말미암은 새로운 아이디어의 창조는 모든 발전의 원동력이기도 하다. 뇌의 상상력 없이는 새로운 창조를 기대할 수 없다. 그래서 아인슈타인은 "상상력은 지식보다도 훨씬 중요하다"고 말한 적이 있다.

 훌륭한 예술가들의 생각은 추상과 상상으로 가득 차 있다. 아름다운 풍경이 그림으로 그려지기 전에 화가는 마음의 눈으로 머리 속에 떠오르는 풍경의 환상을 깊이깊이 살펴본다. 그리고 그 환상의 풍경을 화폭 위에 옮겨놓는다. 우리가 생각하는 과정에서 더 좋은 생각을 위해 상징을 쓰는 경우가 많다. 사자는 용맹을, 흰색은 결백을, 십자가는 인내와 희생을 상징하는 뜻으로 해석되고 있다. 이러한 상징 속에는 눈에 보이는 것 이외에 보이지 않는 뜻이 포함되어 있다. 시의 구절 이면에는 무한한 메시지가 들어 있고, 그림·조각 등의 예술품에도 보이지 않는 뜻이 상징을 통해 담겨 있어 시인·예술가의 생각 과정을 나타내준다.

이처럼 우리는 더 좋은 생각을 만들어내고자 언어·상상·구상 그리고 상징 등을 중요한 수단으로 이용하고 있다. 그러나 아무리 좋은 생각이라도 한꺼번에 여러 생각들이 떠오르면 가장 좋은 하나의 생각이 우러날 기회가 없어지게 된다. 그러므로 우리는 한 가지 중요한 일에 온 생각을 집중시키는 훈련을 해야 한다. 그러기 위해서는 먼저 불필요한 일, 우리를 괴롭히는 일들을 깊이 생각하지 않고 곧 잊어버리는 버릇을 길러야 한다. 오늘 치른 시험 결과가 어떨까? 이번 일이 실패는 면할까? 직장생활이 오래 계속될까? 왜 나는 무능한가? 왜 내 몸은 이리 약한가? 등 어둡고 불유쾌한 일에 너무 골몰하지 않아야 한다.

우리말에 '생각하면 생각할수록 불쾌하다'는 말이 있다. 이 말은 맞는 말이다. 우리 뇌세포가 불쾌한 자극을 받은 후 이 일을 계속해서 깊이깊이 생각하고 있으면 뇌 속에 불쾌감을 일으키는 화학물질이 늘어나 불쾌감에 참여하는 세포수가 증가되고 그에 따라 불쾌감이 더 증폭되기 때문이다. 이 이치는 우리가 기쁜 일을 생각하면 생각할수록 더 기쁜 것과 같다. 따라서 언짢은 일이 있을 때는 우리 뇌세포 속에 언짢은 감을 일으키는 물질이 더 생기지 않도록 재빨리 잊어버리고, 반대로 기쁘고 밝은 감정을 일으키는 화학물질이 생기도록 생각을 바로 전환해야 한다.

중요한 일에 실패했을 때는 낭패감에 억눌리지 말고 연필과 종이를 준비해서 실패한 경험을 토대로 성공할 수 있는 방법을 차례차례로 기록해나가면서 곰곰이 생각해보자. 그러면 놀랍게도 과거에 전혀 생각지 못했던 좋은 아이디어들이 머리에 떠오른다. 이때 가장 중요한 것은 뇌파가 알파 타입이 되도록 마음을 안정시키는 일이다. 그것은 좋은 창의성은 항상 뇌파가 알파인 상태에서 나오기 때문이다. 베토벤의 〈월광〉도, 아인슈타인의 '상대성원리'도 그들의 뇌파가 알파 타입일 때 솟아나온 생각이라고 한다.

우리가 하는 생각과 의식은 같지 않다. 의식이 없는 사람을 식물인간이라 부른다. 식물인간이란 숨은 쉬고 맥박은 있되 식물처럼 움직이지 않는, 아무 의식이 없는 사람이며, 누구든지 잠이 들면 일시 무의식인 식물인간이 되기도 한다. 많은 사람들은 의식이 인간의 정신활동의 일부라고 믿고 있지만, 어떤 사람은 뇌가 하는 일 이상의 어떤 초자연적인 힘에 따른 것이라고 생각하기도 한다. 그러나 과학자들은 의식 역시 서로 연결된 수많은 뇌세포들의 전기 화학적 활동의 한 결과라고 정의하고 있다.

뇌가 하는 중요한 작용 가운데 하나인 의식기능센터에 대해서는 17세기부터 여러 학설이 제창되었다. 17세기 프랑스의 어느

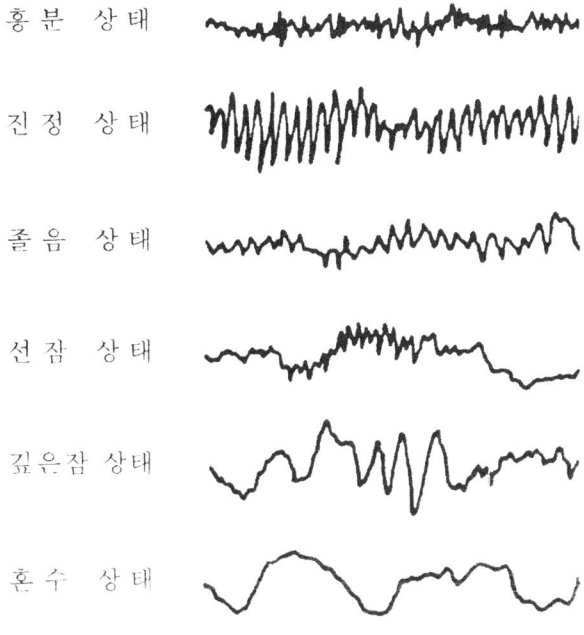

[그림5.1] 의식의 여러 단계를 나타내는 뇌파

철학자는 의식은 송과체(松果體)의 작용이라고 했고, 20세기 초기에는 대뇌변연계의 작용이라고 했지만, 최근에는 뇌간 속에 자리 잡고 있는 그물처럼 얽힌 세포의 모임인 망상체의 작용이라고 믿고 있다.

감각세포를 통해서 뇌에 들어오는 여러 자극은 망상체에서 분비되는 노르에피네프린이라는 신경전달물질의 작용으로 대뇌피질을 포함한 뇌의 여러 부위에서 더욱 강화된다. 이럴 때 우리 정신은 말똥말똥해진다. 이와 같은 망상체의 자극 보강작용이 없으면 아무리 강한 감각자극이 들어와도 대뇌피질에서는 인식되지 않고, 정신이 흐릿한 무의식에 가까운 상태가 된다.

  우리의 의식상태에는 여러 가지 수준의 층이 있다. 잠에서 막 깨면 사물을 의식하되 흐릿하고, 찬 공기를 심호흡하거나 커피를 마시면 의식이 맑게 갠다. 의식의 수준을 측정하는 데는 눈동자의 크기나 대뇌피질의 증강된 뇌파가 이용되고 있다.

좋은 뇌를 위하여 좋은 환경(자극)을

  콩 심으면 콩이 나고 팥 심으면 팥이 나듯이, 우리 뇌도 심는 자극에 따라 반응이 달라진다. 인간의 뇌에만 있는 언어센터는 세계 어느 민족이나 갓난아이 때는 공백상태다. 미국 아이가 한국에서 태어나 한국말 자극을 계속 받으면 그의 언어센터는 한국말을 할 줄 아는 형태로 발달되고, 한국에서 태어났으나 어려서 미국에 가 영어 자극을 계속 받으면, 유전적으로는 한국 사람 뇌인데도 영어만 할 줄 아는 형태로 발달해버린다. 이처럼 바탕은 같은데 자극의 씨가 다르면 그 씨에 따라 반응을 달리 나타내는 것이 우리의 뇌이다.

  한국 민족은 원래가 시기심이 많은 민족이라고들 하지만, 아기 때의 뇌는 백지처럼 티 하나 없이 깨끗했는데, 커가면서 경쟁사회 문화의 나쁜 자극의 씨가 뿌려져, 시기(猜忌)의 뇌가 무성하게 자라게 된 것에 지나지 않는다. 그러나 이 시기의 뇌가 영구적인 것은 아니다. 한국에서 유창한 한국말만 쓰던 초등학교 졸업생이 부모를 따라 미국에 건너가 중학교에 들어갔다. 한국말 자극은 이제

끊어지고 대신 영어 자극이 계속해서 그의 언어센터에 들어오니까 몇 년 뒤에는 그렇게도 잘하던 한국말은 차차 서툴어지고 영어가 일상어 노릇을 할 만큼 언어센터의 기능이 달라졌다.

우리의 뇌는 늘 새로운 자극에 예민하며 이 자극이 감명적이고 계속적이면 강한 반응을 나타낸다. 우리가 시기의 자극 대신 칭찬의 자극을 계속적으로 우리 뇌에 보내면 시기의 뇌는 억제되고 칭찬의 뇌가 무성하게 자라서 우리도 '사촌이 논을 살 때 배가 아픈' 대신 축하의 인사를 보낼 줄 아는 슬기로운 민족이 될 것이다.

우리의 뇌는 들어온 자극에 대해서만 반응을 한다. 따라서 들어오는 자극에 잘못이 있으면 그릇된 해석을 하고 그릇된 결정을 내리게 된다. 그러므로 우리가 어떠한 일에 직면했을 때는 선입관이나 편견·감정 등을 피하고 온전히 객관적인 처지에서, 사실을 있는 그대로 정직하고 정확하게 관찰한 다음 거기에서 얻은 정보를 바탕으로 뇌가 올바른 결정을 내리도록 해야 할 것이다. 어떤 사건을 해결하는 데서, 사실만 있는 그대로 정확하게 파악하면 해결 방법은 수학공식처럼 정해져 있다. 일의 실패 원인은 해결 방법에 있지 않고 사실 자체를 잘못 인식하는 데서 말미암은 경우가 많다.

어떠한 사실을 다루는 데, 편견을 버리고, 객관적 처지에서 사실을 있는 그대로 볼 줄 아는 뇌를 기르는 간단한 방법을 하나 소개하겠다. 거울 앞에 앉아서 거울 속에 비친 당신의 모습을 살펴보라. 잘생긴 얼굴인가, 못생긴 얼굴인가? 수수하게 생겼거나 잘생겼다고는 생각해도 못생긴 얼굴이라고는 여기지 않을 것이다. 그것은 거울 속에 비친 모습이 자신이기 때문이다. 자기 얼굴 또는 자기 생각, 자기 행실은 되도록이면 좋게 보려고 하는 것이 우리의 그릇된 편견이다.

그럼 이제는 친구와 둘이서 종이와 연필을 준비하고 거울 속에 비친 당신 모습을 보면서 당신의 이마·코·입·턱의 순서로 각자가 보고 느끼는 점을 종이에 따로 적어보라. 다 썼으면 두 사람이 쓴 것을 대조해보도록 한다. 두 사람이 쓴 평이 비슷하면, 당신이 자기를 또는 어떠한 사실을 편견 없이 객관적으로 볼 줄 안다는 것을 뜻하고, 당신이 쓴 평이 친구가 쓴 것보다 월등히 잘 써졌으면 당신은 항상 자기주장이 옳다고 우겨대는 버릇이 있음을 의미한다. 이런 결과가 나오거든 자기를 좋게 보려는 편견이 감소될 때까지, 이 방법을 되풀이해서 당신의 객관성을 길러, 감정이나 선입감이 없이 사리에 합당하게 사건을 파악하는 힘을 기르시라. 그렇게 되면 다른 사람과 대화로 협상을 할 수 있게 되고, 사건 처리가 사리에 맞게 되기 때문에 당신의 인생은 더 성공적이 될 것이다.

우리는 근래 의식개조니, 세뇌공작이니 하는 말을 자주 듣는다. 이 말은 일정한 방향성을 띤 자극을 세게 그리고 계속적으로 뇌에 보내 그에 대한 강한 반응을 일으키게 한다는 말이다. 철저한 무신론자가 친구에게 이끌려 교회에 계속 나 가다보니 자기도 모르게 신자가 되어 버렸다는 예가 있다. 그의 뇌 안에 신에 대한 새로운 자극이 강하고 감명 깊게, 그리고 계속적으로 들어와 뇌의 대뇌변연계를 자극하여 신에 대한 믿음이 싹트기 시작했을 것이다. 이와 같이 우리 뇌에는 적응성이 있다. 그러므로 우리 민족의 뇌에 심어진 시기와 험담의 마음도, 경쟁 자극이 없어지고 자신의 발전에 대한 지향과 협동사상의 자극이 강하게 계속적으로 들어오면 설 곳을 잃게 되고, 우리는 정신적 선진민족이 될 것이다. 또 이러한 사회구조는 우리 뇌의 기능구조와 매우 비슷하기 때문에 무리와 강요가 없는 자연스러운 사회가 될 것이다.

뇌의 휴식과 마음의 통제

 팔 근육도 계속해서 쓰면 기운이 빠지듯이 우리의 뇌 근육도 쓰기만 하면 피로에 지치게 된다. 팔 근육은 물건을 들어올리는 것이 일이지만 뇌는 생각하는 것이 일이다. 팔이 피로하면 맥이 풀리듯이 뇌가 과로하면 머리가 멍해진다. 게다가 뇌가 하는 일, 곧 생각하는 일은 팔이 무거운 짐을 들어올리는 일 못지않게 고된 일이다. 생각하는 일과 온몸을 통괄하는 일이 얼마나 고된 일인가는 뇌무게가 몸무게의 2.5퍼센트밖에 안 되는데도 혈액 가운데 포함된 산소와 포도당의 5분의 1, 즉 20퍼센트를 소모하는 것을 보아도 알 수 있다.
 따라서 육체노동에 휴식이 필요하듯이 정신노동에도 적절한 휴식이 필요하다. 뇌를 휴식시키기 위해서는 잠깐 잠을 자는 것이 가장 효과적이지만 의자에 앉은 채 뇌를 쉬게 하는 방법이 있다. 바로 복식 심호흡이다. 눈을 감고 두 손을 맞잡은 채 머리 뒤로 올리고 두 팔을 펴면서 숨을 깊이 들여마신다. 2~3초 뒤에 두 손을 다시 앞으로 내리면서 서서히 숨을 내쉰다. 이처럼 심호흡을

열 번쯤 하고 나면 뇌에 산소공급이 증가되어 머리가 퍽 맑아진다. 또 사정이 허락하면 조용한 곳을 아무 생각 없이 얼마 동안 산책하는 것도 좋은 방법이다.

우리는 뇌세포들의 쉴 새 없는 전류 발사에 따라서 생기는 여러 가지 생각의 소용돌이를 한 순간도 완전히 멈추게 할 수 없다. 더욱이 흥분되었을 때, 매우 감정이 상했을 때, 안절부절 못할 때, 공부에 정신집중이 안 될 때 등 마음이 들떠 있는 순간이 길면 길수록 우리의 정신 건강은 물론 육체의 건강까지도 해치기 쉽다. 그러므로 우리는 전류 발사의 정도를 늦추는 훈련과 수양을 쌓아 두어야 하겠다.

쉬운 방법의 하나는 자리에 편히 앉아서 두 손을 무릎 위에 얹고 두 눈을 감은 채 자기 머리끝부터 발끝까지 생각해 내려오는 방법이다. 처음에 머리 윗부분을 생각하면서 '마음을 진정하자'고 다짐한다. 이렇게 하여 눈·코·뺨·귀·입·턱······발목·발바닥·발가락의 차례로 생각해 내려오면서 각 부분마다 '마음을 진정하자'고 마음속으로 반복하면 대개의 흥분은 발끝까지 내려오기 전에 차분히 가라앉는다. 즉 뇌세포들의 요란스럽던 전기 발사가 그 파장과 주파수를 완화하여 뇌파의 수가 낮추어지는 것이다.

대뇌변연계에 있는 분노센터의 뇌세포들이 전류 발사를 격렬하게 하면 우리는 노발대발 화를 낸다. 이때 이성을 맡아보는 대뇌피질 세포에서 분노센터를 억제하면 우리 마음은 분노에서 이성적인 쪽으로 바뀐다. 이때 분노센터에서 발사하는 전류가 높으면 높을수록, 즉 여러분이 화를 내면 낼수록 또 그 시간이 길면 길수록 이 전류를 억제하기 위해서 이성 부위에서 발사해야 할 전류도 많아진다. 슬픈 일을 당하여 슬픔센터에서 많은 전류를 발사하면 부끄러운 줄도 모르고 대성통곡을 한다. 이런 친구는 아무리 위로해도 즉시 진정하지는 못한다. 그러나 시간이 좀 지나서 슬픔센터에서 발사하는 전류의 양이 줄어들었을 때는 똑같은 위로의 말로도 슬픔을 억제할 수 있다.

우리 뇌의 특수 기능센터가 발산하는 전류의 양은 그 센터의 발달과 활성 정도에 따라서 다르다고 한다. 따라서 순간마다 가장 강하게 발산하는 센터가 있게 마련이며, 그때마다 우리는 한 가지 생각을 다른 생각보다 강하게 하게 된다.

결혼 뒤 1년 만에 첫아들을 본 중년신사가 외국에 유학을 갔다. 갑자기 홀로 집을 떠나니 어찌나 아들이 보고 싶은지 이불을 덮어쓰고 아들 이름을 부르며 엉엉 울었다. 그런데 이상한 것은 이럴 때는 오로지 아들 얼굴만 눈앞에 떠오를 뿐, 아내는 까맣게 잊어버리더라는 이야기다. 반대로 또 어떤 때는 아내가 몹시 그리워지는데 그럴 때는 아들이 전혀 생각나지 않았다고 한다.

그러므로 우리가 소망하는 한 가지 일을 골똘히 생각하려면 그 생각을 우러나게 하는 뇌세포군의 전류 발사를 강하게 함으로써 다른 부분의 전류 발사를 억제시켜 우리의 생각을 통일해야 한다. 그뿐만 아니라 어떤 생각을 깊이 하면 할수록 해당 특수 부위가 더 발달하므로 이와 같은 정신통일은 처음에는 어려워도 훈련을 계속하면 나중에는 어려움 없이 목적을 이룰 수 있다. 이와 같이 우리의 뇌는 깊은 생각으로 통제·조정·발전시킬 수가 있다.

마음 때문에 생기는 병

우리에게는 마음으로 말미암아 일어나는 병들이 많다. 성격이 우울한 이들 가운데는 지나치게 자기의 건강에 마음을 쓰는 사람이 있는데, 이런 사람들은 대수롭지 않은 생리현상까지도 병으로 오해하고 피곤하다느니, 기운이 없느니, 근육이 아프다느니, 배가 살살 당긴다느니, 머리가 쑤신다느니 등등·불평과 걱정을 끊지 않는다. 이러한 현상은 병이라기보다는 뇌에 있는 어느 감각센터가 과소 또는 과다한 자극을 받았을 때 어떤 호르몬의 분비에 일시적 변화가 생겨서 일어나는 경우가 많다.

또 어떠한 일이 마음대로 되지 않아 정신적인 압박을 받아생기는 이른바 스트레스 병인 울화증이 있다. 스트레스 병은 대개 소화불량·고혈압·위궤양·설사·식욕부진·불면증 등 여러 증상으로 나타난다. 그뿐만 아니라 스트레스가 심하면 신체의 면역력이 약해져 자주 감기에 걸리고, 나아가서는 심장병·암까지도 쉽게 걸린다. 이러한 스트레스 병을 일으키게 하는 정신적인 압박은 직장을 잃었을 때, 이혼했을 때, 은퇴했을 때, 가족이 죽었을 때

등등이 원인이 되는데, 특히 이러한 사건들이 짧은 시간에 한꺼번에 겹쳐서 닥칠 때 찾아온다. 갑작스런 불행에 뇌가 미처 적응하지 못하고 있는 사이에, 또 다른 충격이 가해지자 뇌가 지나친 부담을 느껴 호르몬을 균형 있게 조정하지 못했기 때문에 일어나는 현상이다.

따라서 육체를 단련시켜 잔병을 물리칠 수 있듯이, 유쾌한 마음을 가짐으로써 뇌를 단련시켜 면역성을 증진시킬 수 있다. 우리들의 마음가짐과 육체의 병 사이에는 깊은 연관성이 있기 때문이다.

감정적인 흥분은 뇌의 시상하부가 내분비 계통에 영향을 미치게 하여, 뇌와 호르몬의 연쇄작용을 일으키게 한다. 우리가 느끼는 여러 가지 감정의 센터들이 자리 잡고 있는 대뇌변연계의 시상하부 가까이에 내분비선의 총사령부인 뇌하수체도 함께 자리 잡고 있기 때문에 우리의 느낌과 호르몬과의 연쇄반응은 쉽게 일어날 수 있다. 뇌와 호르몬과의 연쇄반응이 알맞게 일어나고 있을 때는 우리 생리활동이 원활하지만 그 연쇄반응이 지나칠 때는 여러 가지 병이 생긴다.

감정은 그 성질에 따라 소극적 감정, 호전적 감정으로 나뉜다. 슬픔·절망·낙심·걱정·근심·긴장 등은 소극적 감정에 속하고, 성냄·성급함 등은 호전적 감정에 속한다. 우리의 소극적 감정은 뇌하수체가 부신-코르티솔 계통을 활성화해 피질 호르몬을 내게 하는데, 이 호르몬의 분비가 과다하거나 너무 장시간 분비되면 체내의 면역성을 약화시킨다. 그 결과 병균의 감염, 암 등에 대한 저항력을 약화할 뿐 아니라 류머티즘 등 성인병에 걸릴 가능성도 높게 한다.

호전적인 감정은 뇌하수체로 하여금 부신수질(副腎髓質)연쇄조직을 활성화해 아드레날린 등 호르몬을 내게 하는데, 이 호르몬이 지나치게 오랫동안 방출되면, 편두통·고혈압 및 심장병까지 일으킬 수 있다.

걱정과 긴장이 면역성 약화에 어떤 영향을 끼치는가를 알아보기 위해, 64명의 학생을 대상으로 한참 시험을 치르는 긴장된 기간과, 시험이 끝나고 귀가해서 긴장을 풀고 돌아온 때, 학생들의 침 속에 섞여 있는 면역항체 A의 양을 측정해보았다. 조사 결과 사람이 오랫동안 긴장 상태로 있을 때는 항체 A의 양이 마음을 편히 갖고 있을 때보다 낮은 것을 발견했다. 또 성격이 거칠어 성을 자주 내고 남과 늘 싸우면서 지내는 학생은 친구들과 다정하게 지내는 학생보다 항체 A의 양이 낮았다.

우리가 뇌 속에 있는 소극적 감정과 호전적 감정센터의 활동을 완화시켜 더 건강하게 사는 방법은, 세계적인 만담가였던 밥 호프가 말한 대로 항상 활동하면서 유쾌한 기분을 갖는 것이다. 늘 기쁘게 웃고 지내면 뇌에서 베타엔도르핀이라는 화학물질이 나와서 피 속에 풍부한 면역항체를 갖게 하여 병균에 대한 저항력을 높여준다고 한다.

두통을 앓아보지 않은 사람은 아마도 없을 것이다. 그런데 머리가 아플 때 우리는 흔히 골이 아프다느니, 골이 깨지려 한다고 말한다. 그것은 머리골 속은 온통 뇌, 즉 골로 가득 차 있기 때문에 머리가 아프면 골 자체에 이상이 있다고 여기는 데서 말미암는다.

그러나 뇌 자체는 바늘로 찔러도 아픈 줄 모른다. 따라서 우리를 괴롭히는 흔히 있는 두통은 뇌 자체에서 일어나는 이상 때문이 아니고, 머리뼈를 감싸고 있는 근육 속에 뻗힌 신경에 이상이 있을 때, 또는 뇌 속이나 뇌 주위에 뻗어 있는 동맥이나 정맥이 팽창되거나 좁아지거나 당길 때, 이곳에 와 있는 말초신경이 이러한 변화를 뇌 속에 있는 아픔센터에 전달해 생기는 현상이다.

창의성과 지능지수

 정도 차는 있지만 사람은 누구나 얼마만큼의 창의성을 지니고 있다. 그 가운데서도 뛰어난 예술가 · 시인 · 작곡가 · 철학자 · 과학자들은 모두 풍부한 창의성을 지닌 사람들이다. 창의성은 지능과 달라서 정확히 측정할 방법이 없다. 지능을 측정하는 지능지수 방법은 답이 이미 알려져 있는 문제들에 대해 해답할 수 있는 능력을 측정하는 데 쓰인다.
 창의성의 측정은 측정하려는 작품이 과거에 아무도 해놓은 적이 없는 새로운 것이기 때문에 하나의 고정된 정답이 있을 수 없어서 힘들다. 따라서 창작자의 능력을 정확히 측정할 방법은 없고, 다만 어느 정도의 범위를 말할 수 있을 따름이다. 머리가 좋고 지능지수가 높은 사람에게서만 새로운 아이디어가 나올 수 있을 것 같지만, 그들은 좌뇌가 발달하여 책을 통해 배운 지식을 이용해 이미 누군가가 연구해놓은 사실을 분석 · 처리 · 개조할 수 있는 능력이 발달했을 뿐, 우뇌의 참여를 필요로 하는 새로운 아이디어의 창조에 특별한 재능을 가진 것은 아니다.

새로운 아이디어 하나가 우러나려면 좌·우 뇌가 고루 발달하여 긴밀한 협동을 이루어야 한다. 창조적 통찰은 직감(우뇌)과 논리(좌뇌), 구상력(우뇌)과 섬세함(좌뇌), 그리고 영감(우뇌)과 노력(좌뇌) 등 좌·우 두 뇌에서 비롯되는 사고방식을 필요로 하기 때문이다. 과학적인 발견은 논리적(좌뇌)이고 분석적(좌뇌)인 좌뇌에서 우러나는 사고만으로 이루어진다고 여기기 쉽지만 저명한 물리학자·화학자·수학자 들은 시인 못지않게 직감력(우뇌)이 강하다.

아인슈타인은 자기 자신에 대해서 "내가 사고하는 데는 구상력(우뇌)이 이해력(좌뇌)보다도 더 중요한 구실을 한다"고 말해 우뇌의 중요성을 강조했다. 훌륭한 예술가들도 또한 창의적인 육감(우뇌)과 놀라운 구상력(우뇌)에 못지않게 합리적(좌뇌)이어야 하며, 가차없이 자기비판(좌뇌)을 할 줄 알아야 한다. 작곡가 슈베르트는 베토벤의 천재적인 소질은 창작의욕(우뇌)에 불타면서도 찬물처럼 침착한 성격(좌뇌)에 있다고 말했다. 베토벤의 스케치 노트를 보면 평범한 착상(우뇌)을 탁월한 곡으로 다듬기 위해서 그가 얼마나 피나는 노력(좌뇌)을 했는가를 엿볼 수 있다. 뇌에서 창의성이 우러나기까지는 보통 다음 네 단계를 거치게 된다.

첫째 단계는 준비기이다. 이 단계는 피나는 노력(좌뇌)이 필요하며 우리가 바라는 목적에 관해서, 많은 공부와 연구를 해 여러 가지 충분한 자료를 머리에 저장하는 기간이다. 어떠한 새로운 아이디어는, 그에 관한 아무런 지식도 없는데, 갑자기 하늘에서 떨어지지는 않는다. 오히려 우리의 소망과 관련된 지식 또는 전혀 관계 없는 지식들이 선택되고 결합된 다음 하나의 아이디어로 통합

(우뇌)되어 우리의 머리에 떠오르는 것이다. 아인슈타인이 상대성원리를 발표하기까지 10여 년의 준비기간이 필요했다고 한다.

둘째 단계는 배양기이다. 새로운 아이디어는 갑자기 튀어나오는 것이 아니고, 그것이 구성되는 데 얼마 동안의 잠재기가 필요하다. 이 배양기 동안에는 목표로 하고 있는 일을 너무 골똘하게 생각하지 말고 되도록이면 의식 밖으로 미루어두는 것이 좋다. 훌륭한 업적을 낸 예술가나 과학자들은 잠시 골똘한 생각을 피하기 위해서 산책을 하거나 가벼운 운동 또는 여행을 했다.

셋째 단계는 발상기라고 하는데, 이는 뜻밖에 좋은 아이디어가 떠오르는 순간을 말한다. 프랑스의 어떤 수학자는 버스에 올라타는 순간 그의 유명한 수학공식이 번개처럼 생각났다고 한다.

넷째 단계는 확증기이다. 마음에 떠오른 새로운 아이디어를 시로, 그림으로, 악보로, 공식으로 또는 글로 기술하여 표현하는 단계이다.

이상의 네 단계 사이에는 물론 명확한 경계선이 있을 수없고 모든 창의성이 위의 네 단계를 꼭 거치는 것은 아니지만, 그 순서가 어떠하든 준비단계와 확증단계는 논리적이고 언어적인 좌뇌의 활약에 따른 것이고, 배양단계와 발상단계는 직감적인 우뇌의 힘에 따른 것이다. 특히 이 배양단계와 발상단계는 새로운 아이디어가 우러나오는 과정에서 가장 중요한 단계로 우뇌의 강한 시각환상력과 청각환상력을 거친 사고과정에 따른 것이다.

이상과 같이 창의적인 사람은 좌·우 뇌 능력의 편중화 현상이 없기 때문에 억제하고 억제당하는 현상이 약하다. 그래서 때로는 우뇌가 강하게 나타나 어떤 젊은 시인의 방탕생활처럼 매우 비논리적이고, 열광적인 극단 행위에 빠졌다가도 또 다른 때는 좌뇌가 강하게 나타나 아주 침착하게 합리적인 사고를 하는 등 행동에서 극단적인 표현이 뚜렷하게 드러난다. 이것은 좌·우 뇌가 우열이 아닌 통합 집성된 사고방식을 갖기 때문이다.

 우리가 얼핏 생각하면 아인슈타인과 같은 위대한 과학자는 좌뇌만 극도로 발달하고 레오나르도 다빈치 같은 예술가는 우뇌만 발달했을 것으로 여기기 쉽다. 그러나 아인슈타인의 학교 시절 수학 성적(좌뇌)은 보잘것없었고, 오히려 우뇌가 하는 바이올린·미술·장기 등에 소질이 있었으며, 특히 구상력이 남달리 뛰어났다고 한다. 그는 비논리적인 기능을 하는 우뇌의 구상력과 논리적인 기능을 하는 좌뇌에서 우러나오는 수학 공식·숫자·말 등을 천재적으로 융합시켜 우리에게 저 유명한 '상대성 원리'를 제기했다. 그의 원리는 논리와 비논리가 융합된 좌·우 두 뇌의 소산이다.

 예술가로만 알고 있는 레오나르도 다빈치는 그림에는 물론, 조각·생리학·건축학·기계학·물리학·발명 등에 뛰어난 재주가 있어 그 당시의 사람들이 그를 과학자로 보아야 할지 예술가로 보아야 할지 헷갈릴 정도였다고 한다.

 이와 같이 창의성은 좌·우 뇌의 균형된 힘을 필요로 하기 때문에 지나친 좌뇌적 사고만을 하는 사람은 지능지수가 높아 학교 성적은 좋을 수 있지만, 창의성에 필수조건인 배양기와 발상기를 가질 수 없고, 반대로 지나치게 우뇌적인 사고를 하는 사람은, 새로운 아이디어를 구성할 자료를 준비하는 준비단계를 갖지 못하므로, 덤비며 우쭐대기는 해도 엉뚱한 새 아이디어를 만들어낼 수 없다. 따라서 창의성 유무는 학교교육·지능지수·기억력 등과 직접적인 일치성이 없으므로 창의성을 기르기 위해서는 좌·우 뇌를 고루 발달시키는 새로운 교육제도를 마련하거나 선천적으로 좌·우 뇌의 기능편중이 더딘 사람에게 기대를 걸어보는 수밖에 없다.

첨단기술이나, 경제면에서는 선진을 달리고 있으면서도 엉뚱한 발상으로 새로운 발명품 하나 만들어내지 못하고, 남의 나라에서 새로운 것을 발명해내면 재빨리 모방해서 작고 기묘한 모조품을 잘 만들어 세상을 놀라게 하는 나라도 있다. 이 나라의 근면한 기술자들은 남의 나라에 의존해야 하는 기술면에서 독자적인 창의성을 발휘해보려고 안간힘을 쓰지만 그 결과는 모방술의 발달일 뿐이다. 그들의 교육제도가 비교경쟁으로 좌뇌의 발달만을 부추기기 때문에 더 높은 지능지수의 소유자는 많이 나오지만 이런 현상은 오히려 창의성의 배양과 발상을 방해하기 때문이다.

지능지수는 어떤 개인의 정신연령을 실제 나이로 나눈 것에 100을 곱한 수치로서 그 사람의 정신연령의 척도가 되고 있다. 이 검사는 보통 언어와 관련이 있는 면과 숫자에 관련된 면의 지능을 측정하여, 100을 표준치로 하여 85~115 사이를 평균, 150 이상을 천재, 70 이하를 평균 이하로 잡는다. 이 검사는 주로 좌뇌의 기능을 측정할 뿐 우뇌가 관할하는 창의성·주도성·정서·사교성·음악성·통솔력·직감력 등은 거의 측정의 대상이 되지 않고 있다.

따라서 책을 통해서 수학·과학 공부를 많이 하면 좌뇌가 발달하여 지능지수가 높아져, 이미 이루어진 사실을 분석처리해서 개조해낼 수 있는 능력은 발달하지만, 없는 것을 새로 만들어내는 창의성·창조력은 다른 차원의 문제다. 책을 통한 학교교육을 거의 받지 않은 에디슨의 높은 창의성은 우뇌의 소산이며, 아인슈타인이나 피타고라스 같은 천재는 좌·우 뇌가 고루 발달되어 좌뇌가 수집한 여러 가지 견문을 우뇌가 고르고 연결시켜, 직감력을 동원해 새로운 아이디어를 창조해낸 것이다. 그러므로 창의력을 기르려면 좌·우뇌를 동시에 발전시켜야 한다. 좌뇌가 발달하여 학교에서 지능지수가 높은 수재가 사회에서도 그대로 성공한다고 말할 수 없는 것은 사회생활에는 우뇌가 주가 되는 사교성·지도력·통솔력 등이 곁들여져야 하기 때문이다.

왜 잠이 오고 꿈을 꾸는가

밤이 되면 우리의 의식과 이성이 휴식을 취해 꿈나라로 들어가게 된다. 우리가 하룻밤에 7~8시간 자는 동안 보통 열 번 정도의 꿈을 꾼다고 하지만, 그 꿈을 기억하는 정도는 사람에 따라 다르다. 일반적으로 내성적인 사람이 외향적인 사람에 견주어 꿈을 더 잘 기억하며 또 잠을 깨는 상태에 따라 다르다. 선잠에서 잠을 깨면 깊은 잠에서 깰 때보다 잘 기억되며 또 잠을 깬 뒤 자리에서 차분히 될 수 있는 주말에는 더 잘 기억된다고 한다. 사람은 일생 동안 평균 약 20년을 잠자는 데 보내고 적어도 30만 번의 꿈을 꾼다고 하는데, 최근까지 과학자들은 왜 잠이 오며, 어째서 꼭 잠을 자야 하는지 그 이유를 알지 못했다. 인류는 이제 겨우 잠이 오고 꿈을 꾸는 과정에 대해서 터득하기 시작했다.

잠을 자고 꿈을 꾸는 것은 의식작용과 마찬가지로 뇌의 활동과정 가운데 나타난 하나의 현상이다. 우리의 잠을 조정하는 잠센터는 척수와 대뇌 사이의 뇌간 안에 자리 잡고 있는 망상체다. 여기에서 생성되는 화학물질의 양에 따라 잠이 오고 깨고 하는 것이

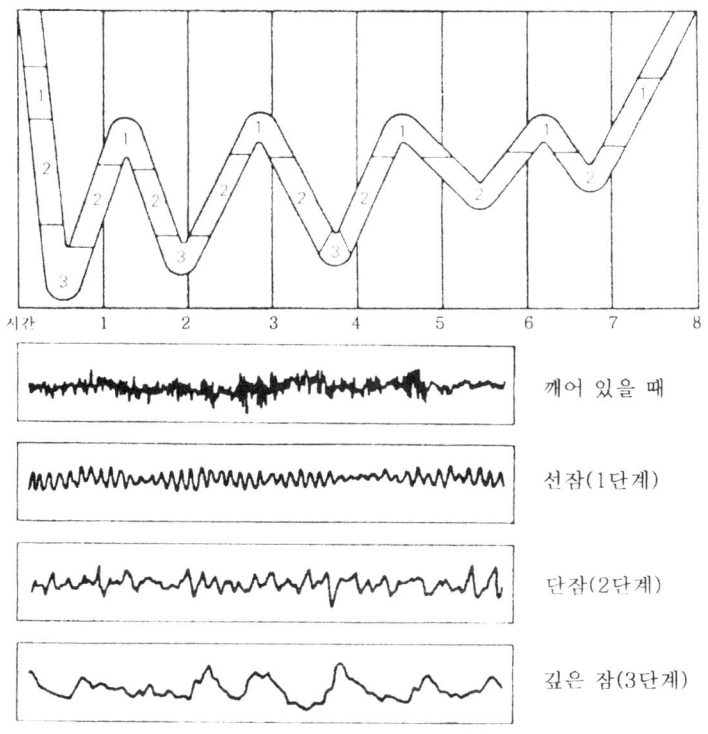

[그림5.2] 시간에 따른 잠의 변화와 꿈(뇌파)

다. 잠을 깊이에 따라 편의상, 선잠(1단계), 단잠(2단계), 깊은 잠(3단계)으로 나누어 살펴보기로 한다. 우리는 선잠에서 깊은 잠까지 3단계를 약 45분 걸려 자고 나서, 이제는 그 반대 순서로 45분 동안 잔다. 이러한 주기의 반복을 하룻밤에 4~5회 반복한다고 한다. 그러나 취침 뒤 3시간, 즉 두 번째 반복까지는 3단계인 깊은 잠에까지 이르나 취침 뒤 4~5시간이 지난 뒤에는 2단계인 단잠까지, 7시간이 지나면 1단계인 선잠만을 자는데 그 동안에는 안구를 양 옆으로 빨리 굴리면서 꿈(REM, Rapid Eye Movement)을 꾼다. 그러다가 잠에서 깨면 꿈을 기억할 수 있는 것이다.

어른들이 잘 때 처음으로 꿈꾸는 REM 시간은 약 10분 동안이지만 밤이 깊어감에 따라 REM 시간은 더 길어지고 새벽에는 약 1시간 동안 계속된다. 어린 아기는 잠자는 시간 거의 반을 꿈꾸는 (REM) 데 보낸다고 한다. 그래서 아기들이 잘 때 눈동자를 자주 굴리고 젖을 빠는 흉내를 내며 꿈꾸는 모습을 볼 수 있다.

우리가 음식을 섭취하지 않으면 살아 있을 수 없듯이 잠을 자지 못해도 생명을 유지해 나갈 수 없다. 왜 우리가 꼭 자야만 하는지 그 이유는 아직 잘 밝혀지지 않았다. 그러나 우리가 밤에 자고 있는 동안 뇌의 어떤 부위는 우리가 활동 중일 때보다 다소 평온한 상태를 유지하나, 어떤 부위는 계속 활성적이어서 낮에 우리가 배우고 익힌 경험 정보들을 기억으로 굳혀서 저장하는 일에 분주하다.

수면 시간은 50세가 넘으면 젊었을 때의 27퍼센트, 80세가 되면 40퍼센트쯤 단축되는 것이 정상이다. REM수면 중에는 모든 근육이 정지 상태에 있지만 남자의 음경과 여자의 음핵은 커진다. 또 뇌는 활동상태를 유지하며 뇌파의 EEG기록은 깨어 있는 사람의 EEG기록과 흡사하다.

우리 몸에는 자고 깨는 수면-각성 주기, 체온의 상승-하강 주기 등 24시간 주기는 뇌의 시교차상핵(視交叉上核)이 조정한다. 그리고 잠을 오게 하는 물질인 멜라토닌은 송과선(松果腺)에서 생산되는데, 생산량은 망막이 받은 빛의 양에 반비례한다. 즉, 빛이 약한 밤에는 많이 생산되어 잠을 오게 하고 빛이 강한 아침에는 생산량이 감소된다. 정신을 각성시키는 물질은 뇌간에서 생산되는 노르아드레날린인데, 아침에는 많이 생산되고 저녁에는 생산량이 감소한다.

   시교차상핵에는 멜라토닌과 작용하는 수용체가 있다. 또 시교차상핵 뉴런들은 시상하부, 뇌하수체, 송과선, 노르아드레날린을 생산하는 신경 핵들과도 신경회로를 형성하여 수면-각성 주기를 조종한다. 빛신호가 눈의 망막을 자극하면 빛신호는 신경신호로 전환되어 시교차상핵에 도달한다. 시교차상핵 뉴런들은 시상하부, 뇌하수체, 송과선 등과 신경회로를 형성하여 송과선으로 하여금 멜라토닌을 밤에는 많이 아침에는 적게 생산토록 조종한다.

술 · 커피가 뇌에 미치는 영향

　술은 뇌에 서서히 해를 끼치며, 그 해독은 누적적이다. 또 그 해독은 뇌의 특수한 부분에만 미치는 것이 아니라 뇌 전체에 미친다. 하루에 맥주 5리터를 1년 동안 마신 사람의 뇌는 수분이 줄어 쭈그러들고, 그의 기억력은 물론 추상적인 생각과 어려운 문제에 대한 해결력도 약해진다.
　술은 좌뇌보다 우뇌에 먼저 강하게 작용한다. 그래서 우뇌의 시각기능과 운동기능이 좌뇌에 있는 언어기능보다 먼저 약해진다. 술 중독자는 흔히 우뇌의 세포가 손상을 더 입기 때문에 우뇌에 연결된 왼쪽 귀가 먼저 어둡게 되고 또 왼팔 운동이 오른팔 운동보다 먼저 약해진다.
　술을 더 마시면 좌뇌와 거기에 자리 잡은 언어센터도 영향을 받아 어조가 달라진 말을 하게 된다. 술에 취하면 좌 · 우 대뇌피질에서 우러나오는 이성의 억제력이 약해진다. 그러면 지금까지 이성의 억제에 눌려 있던 감정센터들이 강하게 활성화해 술주정을 하게 되고, 또 성욕센터도 활성화해서 성적 감정이 고조된다.

그러나 성교 능력은 감퇴된다.

 술이 소뇌에 영향을 미치면 몸의 균형을 잃어 비틀거리게 되고, 뇌간 속의 망상체에 영향을 미치면 의식을 잃어 어디서고 쓰러져 깊은 잠에 빠지게 된다. 그런데 알코올중독자가 술을 끊으면 뇌의 형태와 기능이 점진적으로 원상태로 복구되는 것으로 보아, 술이 뇌에 미치는 해독은 영구적이지는 않은 것으로 여겨진다. 그렇지만 술에 취하면 죽는 뇌세포의 수가 증가하고 신경섬유를 싸고 있는 미엘린 수초가 훼손되는 것으로 보아, 뇌에 해로운 것만은 사실인 것 같다.

 우리가 마시는 커피·코코아·홍차·콜라에는 가벼운 자극제인 카페인이 들어 있다. 카페인은 우리 의식을 관할하는 망상체에 작용하는 흥분제다. 커피 한 잔에 들어 있는 카페인은 60~100밀리그램인데 이를 마시면 정신이 맑아져서 생각이 잘되고 근육운동도 퍽 가벼워진다. 너무 많은 카페인을 섭취하면 잠이 오지 않고 심장의 고동과 호흡이 빨라지며 때로는 귀가 울릴 때도 있다. 카페인의 화학구조는 사람과 원숭이의 피 속에만 섞여 있는 요산과 흡사하다고 한다.

 그래서 어떤 학자는 우리 피 속의 요산이 자연 흥분제 구실을 하여 인간의 뇌 활동을 촉진시켜준 덕택에, 인간이 훌륭한 문화를 이룰 수 있었다고 주장하고 있다. 그러므로 피 속에 요산의 양이 많은 사람이 더 활동적이고 지도력이 세다고 한다.

자 아

나는 누구인가. 우리들 각자는 모두 고유한 개성을 지니고 있다. 개성, 곧 그 개인의 자아란 말은 과학적으로 정확하게 규정된 정의가 없고, 그저 그 사람의 마음됨됨, 정신상태 또는 혼 등으로 설명되고 있다. 그리고 우리의 마음은 몸의 일부인 뇌에서 우러나고, 뇌와 분리된 마음이란 있을 수 없다는 이른바 일원론(一元論)과, 사람은 뇌에 지배당하는 몸과 몸을 이루는 데 필수적이면서 몸과 분리할 수 있는 어떠한 '힘'의 두 가지를 합한 것이라고 주장하는 이원론(二元論)이 있다.

만약 뇌 전문의사가 한 환자의 뇌를 머리에서 완전히 분리시켜 충분한 영양분이 섞인 배양액이 든 유리병 속에 옮긴 뒤, 병 밖에 있는 뇌가 없는 몸뚱이와 병 안에 든 뇌를 정상적으로 기능할 수 있도록 특별한 기술로 완전무결하게 연결해놓았다고 가정해보자.

뇌가 없는 이 환자의 몸이 유리병 안에 든 자기의 뇌 살덩어리를 들여다보고 있다고 가정해 보자. 그렇다면 이 사람의 자아는 어느 쪽에 들어 있다고 생각하겠는가. 아마 여러분은 병 밖에 있는 자아가 병에 든 뇌 덩어리를 바라보고 있다고 느낄 것이다.

그럼 이제 그 의사가 뇌가 들어 있는 유리병 뚜껑을 열고 2~3밀리볼트의 약한 전기가 통하는 가는 전극으로 뇌의 기쁨센터를 자극하니 병 밖에 있는 몸이 깔깔 웃고 슬픔센터를 자극하니 웃던 몸이 갑자기 슬피 울고, 해마를 자극하니 어렸을 때 겪은 옛이야기를 하고, 성욕센터를 자극하니 몸의 성기가 흥분했다고 하자.

이와 같이 뇌의 여러 다른 부분의 자극에 대해서 병 밖의 몸은 다만 행동을 할 뿐임을 보면, 우리는 자아의 출처는 병 밖에 있는 몸이 아니고 병 안에 들어 있는 뇌임을 쉽게 알 수 있다.

많은 실험을 통해서 뇌 학자들은 이원론이 옳지 않음을 증명했지만 그렇다고 일원론만을 주장할 수 있을 만큼 충분한 과학적 성과를 얻어내지도 못했다. 그들은 마음이 뇌에서 우러난다는 것까지는 확신했지만 아직 어떠한 경로를 밟아 마음이 일어나는가 하는 점을 확실히 밝혀내지는 못하고 있다.

그러나 분열된 마음이 일어나는 과정에 관한 연구는 상당히 진척되어 그에 대한 약품까지 제조해 정신분열 환자들을 치료하고 있다. 비정상적인 정신을, 육신인 뇌를 바로잡는 화학약품을 써서, 정상적으로 고쳐놓고 있다. 이들 약품은 대개 신경섬유 사이의 시냅스에서 신경전달물질의 양을 조정하여 병든 마음을 고친다.

6장 한국인의 두뇌개발

한국인의 뇌
이상형 두뇌
대뇌 기능의 편중성
자기 소질을 알려면
원만한 인간형의 뇌
우수한 두뇌는 뇌의 조기개발로
천재적인 소질

한국인의 뇌

한국인의 장점 가운데 하나가 인정이 많다는 것이다. 그래서 인간미가 없다는 말과 인정이 부족하다는 말이 동의어처럼 쓰이기도 한다. 인정이 넘치는 사람이 더 한국적이라는 말이다. 이것은 아직도 우리의 사회와 문화가 대개 인정에 강한 우뇌의 영향 아래 있다는 것을 뜻한다. 그래서 우뇌가 강한 노장 선비나 예술인·문인들이 분석적이고 과학적이며 합리성을 딱딱하게 주장하는 좌뇌가 강한 젊은이들을 기계화된 인간 로봇이라고 개탄하고 있는 것이다. 이렇게 가다가는 도덕도 윤리도 인정도 없는 삭막한 사회가 되어 드디어는 신의 심판을 받아 인류는 멸망하게 된다는 말세론도 만만치 않다.

이러한 염려는 마치 아득한 옛날에 좌뇌가 좀 깨인 사람이 불을 만들어 추위를 면하기 시작했을 때, 우뇌가 강한 많은 사람들이 불이 자기를 태우고 온 세상도 태워버릴 수 있다고 염려한 것과 비슷하다. 이들은 눈에 보이는 불의 위험성만 보았지, 인간의 뇌가 개체와 종족의 생명유지와 발전에 적합하게 구성되었다는 사실을 몰랐고, 불을 발견한 뇌는 그 불을 다스려 인간의 복지를 위하여 이용할 수 있는 능력도 갖추고 있다는 사실을 몰랐다.

불을 처음으로 일으켰을 때 위험하다고 그 불을 꺼버리고 영영 다시 켜지 않았다면 오늘날과 같은 문명을 상상이나 할 수 있겠는가? 우리는 이제 좌뇌문화를 일으키고 있다. 오랫동안 우뇌문화권 아래 있었던 우리의 눈에는 위험하게도 느껴지지만 우뇌를 수술로 아주 없앤 것이 아니다. 우리는 여전히 좌·우 뇌를 그대로 가지고 있고 이들은 뇌량을 거쳐 서로 연결되어 있으며, 만약 자신이 멸망할 위험선이 가까워지면 자신과 종족의 유지 발전을 위해서 서로 적절한 타협을 해 그 위험을 피할 것이다.

좌뇌문화가 앞선 나라에 시험관에서 인간을 만드는 비윤리적 좌뇌의 기술이 있는가 하면, 인공낙태를 살인이라고 반대하는 우뇌의 윤리가 있지 않은가. 과학의 첨단을 걷는 나라 사람들에게도 우뇌는 여전히 존재하고 그러므로 그들에게도 애정이 있고, 인정이 있고, 의리·도덕도 있다. 단지 이들의 인정미와 동양의 인정미가 다른 것은, 이들의 좌뇌가 우리보다 조금 더 발달하여 좀더 합리성을 띠고 있는 데 견주어 우리의 인정은 무조건에 가까운 것이라는 점뿐이다.

우리들의 좌·우 뇌는 완전히 독립되어 활동하는 것이 아니다. 이들은 수억 개의 신경섬유로 서로 연결되어 상호 보완하면서 복잡다단한 협조 활동을 하고 있다. 그렇기 때문에 우리는 우리의 생각을 딱 둘로 쪼갤 수가 없는 것이다. 또 단 몇 초 동안이라도 한 가지 생각만을 하고 있을 수는 없다.

좌·우 뇌는 어느 정도 전담하는 구실이 있기는 하지만 경우에 따라서는 상대방의 구실을 대신하는 잠재력도 지니고 있다. 열 살 이전에 한쪽 뇌가 사고 따위로 훼손을 입으면 다른 뇌가 그 구실을 맡아 서서히 발달하기도 한다. 어릴 때는 훈련을 거쳐 좌·우뇌의 편중성을 다소 바꿀 수 있다. 그래서 미국의 어느 교육자는 과학교육에만 치중하는 현재의 미국 교육제도와 정서교육에만 치중했던 과거의 폐단을 고려하면서, 좌·우뇌의 균형 있는 발달을 위한 새로운 교육방법을 주장하기도 한다. 즉 미국 사회의 지나친 기계화를 방지하기 위해 우뇌의 발달을 모색하고 있는 것이다.

그러나 아직도 우뇌문화권을 벗어나지 못한 우리는 좌뇌가 어느 정도까지는 더 발달하도록 노력해야 한다. 그리하여 좌·우 뇌의 발전이 평행을 이루어 과학적인 생각을 하면서도 합리적인 인간애를 지키는 사회를 이룩해야 하겠다.

이상형 두뇌

미개사회에서는 춤출 줄 모르고, 마음의 눈으로 볼 줄 모르며, 육감이나 예감이 민감하지 않으면, 즉 우뇌가 약하면 생존경쟁에서 이겨낼 수가 없었다. 그러나 개명된 사회에서는 사리 분석능력, 언어에 따른 의사전달능력, 수학능력, 논리적인 사고능력 등이 없으면 살아가기가 어렵다.

고도로 발달되고 있는 현대 기술사회에서 이상적인 뇌의 유형은 발달된 좌뇌와 풍부한 상상력이 겸비된 우뇌를 모두 갖춘 두뇌이다. 좌뇌의 힘을 요하는 과학자라 할지라도 우뇌가 주관하는 춤도 잘 추어 동료들과 즐길 줄 알아야 하고, 마찬가지로 우뇌의 힘을 필요로 하는 예술가라 할지라도, 좌뇌가 주관하는 가계부 정도는 정확히 정리할 줄 알아야 하며, 지역사회 모임에도 적극 참여해야 한다. 즉 이상적인 사람이란 좌·우 두 뇌에서 주관하는 모든 기능들에 강하면서 필요에 따라 좌뇌 기능에서 우뇌 기능으로, 우뇌 기능에서 좌뇌 기능으로 민첩히 바꿀 수 있는 사람을 말한다. 과학자가 실험을 할 때는 조심성 있고, 순서적이고, 정확해야 하지만 춤을 출 때는 흥겨워야 한다. 또 화가가 마음의 눈으로 심상의 표현도 잘 해야 하지만 금전 관리도 잘 할 줄 알아야 하는 것이다.

어떠한 전문직에 있을지라도 좌·우 두 뇌의 활동에 어느 정도 균형을 유지하는 행동양식을 갖도록 해야겠다. 두 뇌 가운데 어느 한쪽이 강하고 다른 쪽이 약하면 우리가 하는 일 가운데 어떤 일은 좋아하며 향상이 빠르고, 어떤 일은 싫어하고 향상도 되지 않는다. 이것은 우리들의 소질을 결정해주고 있기 때문에 매우 중요하다.

뇌 기능이 좌우 어느 한쪽으로 편중되는 현상은 생리적인 경향으로서 어린 아이 때부터 시작되며, 자라면서 그 영향이 커지고 사춘기가 되면 더욱 강하게 한쪽으로 치우친다. 어려서 피아노를 잘 치고 수학을 못하면 피아노는 더욱 열심히 치게 되고, 수학공부에는 더욱 싫어져 피아노는 아주 잘하게 되고 수학은 점점 더 못하게 된다.

그 결과, 한쪽 뇌를 중심으로 직업이 정해지고 성격도 그에 따라 굳어진다. 이와 같이 타고난 경향에다 가정과 사회 환경의 영향이 합쳐져 한쪽 뇌가 더욱 발달하게 되는 것이다. 그러나 약한 쪽도 적극적으로 훈련함으로써 다소 발전시킬 수 있다. 미국의 루스벨트 대통령도 어려서는 몸이 허약한 탓으로, 수줍음을 타서 다른 아이들과 어울리지 않고 조용히 공부나 하는(좌뇌형) 아이였다고 한다. 그러나 성장하면서 몸이 건강해져 야외활동 등에 많이 참가해 우뇌를 발달시켰다. 나중에 대통령이 되어서도 그는 국내

문제에는 합리성을 주장하며 좌뇌에 의지했고, 외교정책에는 예리한 육감과 모험을 감행하는 우뇌적인 정책을 썼다고 한다.

프랑스의 '은행가' 고갱(Paul Gauguin)은 나이 서른다섯에 갑자기 직업과 가족을 버리고 남태평양 타히티 섬에 들어가 '화가' 고갱으로 돌변했다. 좌뇌로 하는 은행일에서 우뇌 일로 돌변했는데도 그는 화가로 성공했다.

고갱의 이와 같은 돌변은 편중된 좌·우 뇌 기능의 특성을 나타내주고 있다. 즉, 기능이 심하게 편중된 사람들은 더 빨리 그리고 더 완전하게 좌에서 우로, 우에서 좌로 뇌 활동을 바꿀 수 있다는 점이다. 그러므로 좌·우 뇌의 기능 편중 정도가 낮아 사물을 등 그렇게 전체적으로 보는 경향이 강한 여성들에게는 좌·우 뇌 활동의 돌변을 기대하기가 어렵다. 현대사회의 생활양식 자체가 여성보다 남성에게 더 많은 기능 편중을 요구하고 있지만, 이제 여성의 직업 전선으로 진출이 날로 증가하니, 직업에 따라 여성의 뇌 기능 편중의 정도도 차차 높아질 것이다.

현대사회에서는 좌뇌가 관여하는 과학 문화 또는 과학 기능이 우세하게 쓰이고 있어 좌뇌를 '우세한 뇌', 우뇌를 '열세한 뇌'라고 부르고 있다. 재물, 고도의 기술, 능력과 힘 등은 모두 좌뇌의 활동 결과라고 생각되었고, 반대로 우뇌 활동에 따른 문화나 예술, 그리고 신비적인 운명, 육감 등의 막연한 사고방식은 정치적으로나 사회적으로 큰 힘을 발휘할 수 없으므로, 자연 우뇌가 열세한 뇌로 불리게 되었다.

현대화라는 말은 좌뇌가 관여하는 기능의 발달이란 말과 일맥

상통하는지도 모르겠다. 고도성장으로 근대화되어 가는 우리나라의 발전도 좌뇌의 발달을 위해서 짜여진 컴퓨터 등 근대교육 덕택으로, 우리의 사고방식이 급속도로 좌뇌적 사고방식으로 전환한 때문이라고 볼 수 있다. 그러나 대뇌의 기능 편중에는 긴 시간과 많은 자극이 필요하다. 100여 년 전부터 좌뇌문화를 받아들인 나라에도 아직 신비주의와 미신을 신봉하는 우뇌적 사고방식이 팽배해 있다. 수천 년을 우뇌문화 속에서 형성된 사고가 쉽사리 돌변할 수는 없기 때문이다.

우리 가운데 극소수만이 좌뇌 발달을 위한 자극을 많이 받은 과학도이고, 대다수는 밀려들어오는 과학문화의 영향을 받은 정도일 뿐이다. 우리 가정에는 우뇌문화권에 속한 노인·어린이·부녀자들이 좌뇌문화에 더 가까운 젊은이와 섞여 살고 있고, 직장이나 사회에도 우뇌의 사고방식에 젖은 대다수와 소수의 좌뇌문화인들이 섞여 지내고 있다. 그래서 '인정미 없는 기계적 인간', '비논리적이고 비과학적인 사고', '창조성이 희박한 두뇌'라는 말들이 오가고 있다.

이러한 현상은 문화의 대세가 바뀌는 과도기에는 피할 수 없는 것이겠지만, 우리는 그 기간을 좀더 좁히고 피해를 최소한으로 줄여야 한다. 우리가 가정에서 우뇌적인 어린 아이들과 아내, 좌뇌적인 경향이 높은 남편과 한 가정을 이루고 살아가는 사회제도는 지속될 것이다. 한편 의사소통이 인간 생활의 중추가 되어 있는 이상 언어센터가 자리 잡고 있는 좌뇌의 사고방식은 기술과 돈이 중요하지 않은 세상이 되더라도 역시 강한 구실을 하리라고 생각된다. 그런데 언어소통에서 좌뇌의 언어센터만으로 하는 말은 로봇이 말하는 것처럼 억양도 없고, 감정도 없는 단조로운 말이 되지만, 여기에 감정이 풍부한 우뇌가 참여하면 애인끼리의 대화 같은 정에 넘치는 달콤한 속삭임이 된다.

과학적이고 합리적인 사고방식을 가지고 있으면서도 따뜻한 정을 풍기는 사람, 예술을 이해하면서도 좌뇌의 선진문화에 뒤지지 않는 사람, 이러한 사람은 사고방식이 자기와 얼마쯤 다른 사람과도 쉽게 어울려 살 수 있고 어디를 가나 쉽게 적응할 수 있으니 바람직한 이상형 인간이라고 할 수 있지 않을까.

대뇌 기능의 편중성

우리의 뇌는 외관상으로는 좌·우 대칭으로 두 반구(半球)가 거의 같다. 그러나 좌·우 뇌가 각각 어떠한 기능을 하고 있는가를 연구해본 결과 동일한 자극에 대해서 반응하는 정도가 서로 다르거나, 때로는 서로 정반대의 반응을 나타냄을 알게 되었다.

우리의 뇌는 태어날 때는 좌·우가 비슷한 구조로 되어 있으며, 우뇌가 가지고 있는 기능센터를 좌뇌도 가지고 있어서 한 머리 속에 온전히 중복된 기능센터들을 가지고 태어난다. 그러나 성장함에 따라 어떤 특수한 자극에 반응하는 힘이 한쪽은 강해지고 다른 쪽은 약해진다. 이와 같이 어떤 특수 자극에 대해 두 뇌에 동등했던 반응 능력이 한쪽으로 치우치는 현상을 대뇌 기능의 편중성(偏重性, lateralization)이라고 하는데, 이는 선천적인 유전과 후천적인 환경의 영향 때문에 일어난다. 또 어느 한쪽 반구의 특수기능 센터가 강하게 반응하도록 조직이 발달되면 반대쪽의 대칭센터 조직은 약하게 반응하거나, 전혀 반응을 않게 되어 버린다.

인간의 말소리에 감응하는 언어센터는 좌·우 뇌의 동일 한 위치에 자리 잡고 있다. 그런데 태어날 때 또는 그 이전부터 선천적으로 좌뇌의 언어센터는 말소리에 강하게 반응하도록 조직이 발달되고 우뇌의 언어센터의 조직은 별로 발달하지 않는다. 그러나 우리가 6세가 되기 전에 좌뇌가 훼손을 입어 언어센터가 파괴되면 우뇌의 언어센터 조직이 발달하기 시작해서 파괴된 좌뇌를 대신한다. 이러한 사실은 원래 두 뇌가 생리적으로는 차이가 없다는 점을 입증하고 있다. 그러나 이와 같은 기능의 편중과 부활은 뇌조직이 완전히 발달해서 굳어버린 8세 이후엔 좀 어렵다.

태어날 때부터 발달된 좌뇌의 언어센터는 좌뇌 전체의 기능을 강하게 유도해버린다. 이러한 결과로 인구의 85퍼센트는 좌뇌가 강하여 오른손잡이가 되었다. 발달된 언어센터는 좌뇌에서 하는 여러 기능과 동시에 사고방식까지도 언어적이며 분석적이고 과학적으로 하게 한다. 좌뇌에서 언어적 패턴이 강세가 되면 좌뇌에 자리 잡은 비언어적이며 본능적 감각적인 이미지로 작동하는 기능들은 열세가 되기 때문에 자연히 이들은 우뇌에서 강화되어 결과적으로 우뇌와 좌뇌가 기능에서 다르게 된다.

그리고 어렸을 때 한쪽 뇌를 전부 떼어내버리면 다른 쪽 뇌에 있는 위축되었던 기능센터들이 강하게 반응할 수 있도록 조직 발달이 재생된다. 그 결과로 그가 성인이 되면 다른 건강한 사람이 좌·우 두 뇌로 하는 좌뇌적 사고와 우뇌적 사고를 한 뇌 안에서 하게 된다.

이러한 현상은 마치 우리 왼손과 오른손이 똑같은 좌·우 대칭으로 되었는데도 오른손이 왼손보다 더 강했다가 어려서 사고로 오른손을 다쳐 못 쓰게 되면, 그때까지 약했던 왼손이 전과는 달리 강해지는 것과 같다.

대다수 사람들의 대뇌 기능 편중의 정도는 어떤 기능은 온전히 한쪽 뇌에서만 조종하고, 어떤 기능은 한쪽 뇌가 강하게 다른 쪽 뇌는 좀 약하게 조종하고, 또 다른 기능은 두 뇌가 균등한 정도로 조종한다. 또 뇌의 여러 기능의 편중 정도는 각 개인의 유전인자에 따라 그리고 생활환경에 따라 조금씩 달라 저마다 독특한 개성과 능력을 지닌다.

1844년 영국의 외과의사 위간(A. L. Wigan)은 많은 시체를 해부해오다가 자기의 오랜 벗이며 아주 정상적인 일생을 마친 친구의 머리를 해부했을 때 깜짝 놀랐다. 살아 있을 때 아주 조용하고 단조로운 성격이었던 그 친구의 머리뼈 속에는 한 쪽만으로 된 뇌가 들어 있었다. 이러한 사실로 미루어 사람의 생명유지와 정신생활에 반드시 두 쪽의 뇌가 필요한 것은 아님을 알 수 있으며, 나아가 두 쪽 뇌를 가지고 있는 사람은 두 마음 이상을 갖는 것도 당연하다는 점도 알 수 있다.

우리의 좌·우 뇌는 뇌량으로 서로 연결되었으며 이를 거쳐 서로 메시지를 전하고 협동하여 메시지에 대한 답을 결정한다. 그러나 어떤 특수 기능을 수행하는 데는 두 뇌가 균등하게 관여하지 않고 한쪽 뇌의 기능 부위가 상대편 뇌에 있는 대칭 부위보다 더 강하게 그 기능을 맡아봄을 알 수 있다. 우리가 말을 할 때는 좌뇌의 언어센터가 활동을 하고, 우뇌의 언어센터는 정지 상태이며 음악을 들을 때는 우뇌의 멜로디센터가 활동을 하고 좌뇌의 멜로디센터는 쉬고 있다. 우리가 하는 활동에 따라 뇌의 활동 중심이 바뀌는 것이다.

태어난 지 5주 된 어린 아이가 몸을 뒤집을 때, 80퍼센트 이상이 오른쪽으로 뒤집는다. 이로 보아 인체의 오른쪽은 좌뇌에 따라 조정되므로 좌·우 뇌 기능의 편중화는 생후 5주 이전부터 시작됨을 알 수 있다.

좌뇌가 일찍부터 발전을 시작하는 것은 유전적으로 사람의 음성에 좌뇌 언어센터가 우뇌보다 강하게 반응하도록 되어 있고 일찍부터 어머니가 부르는 자장가와 언니들의 말소리 등을 들어오기 때문이다. 이렇게 해서 시작된 기능의 편중화는 10세쯤 되면 거의 완성된다. 뇌의 성장은 18세까지 계속되며 20세가 지나면 뇌세포가 죽기 시작하여 뇌의 기능이 퇴화한다. 그러므로 어려서 배우면 학습 효과가 더 좋고 쉬 잊어버리지 않는 것이다.

자기 소질을 알려면

여기에 제시된 설문은 우리가 하는 사고방식과 행위의 양식을 통하여 좌·우 뇌 기능의 편중 정도를 측정하고 자기의 소질을 알아보기 위함이다. 다음 문제들을 오래 깊이 생각하지 말고 바로 ∨표시를 하여 답하도록 한다. 채점방법과 결과는 250~251페이지에 있다(각 문제당 해당사항은 모두 표시할 것).

1. 어려운 문제를 해결하려고 할 때
   - ☐ ㄱ. 산책을 하면서 깊이 생각한 뒤 다른 사람과 의논한다.
   - ☐ ㄴ. 깊이 생각한 뒤 정답이 될 만한 것들을 종이에 적어 가장 알맞은 답을 고른다.
   - ☐ ㄷ. 이와 비슷한 문제를 해결한 과거의 경험을 살려 그대로 반복한다.
   - ☐ ㄹ. 운수에 맡기고 기다린다.

2.우리가 하는 공상은

- ☐ ㄱ.시간 낭비다.
- ☐ ㄴ.정신적인 휴식이 된다.
- ☐ ㄷ.어려운 문제를 해결하는 데, 또는 새로운 아이디어를 생각해 내는 데 큰 도움이 된다.
- ☐ ㄹ.장래를 계획하는 데 공상은 절대 필요하다.

3.예감 · 육감에 대해서

- ☐ ㄱ.내 육감은 꽤 정확하기 때문에 육감에 따라 일을 처리한다.
- ☐ ㄴ.내 육감은 꽤 정확하지만 의식적으로 그에 따르지 않는다.
- ☐ ㄷ.내 육감은 때로는 정확하지만 별로 믿지 않는다.
- ☐ ㄹ.나는 육감 같은 것으로 결정하지 않는다.

4.일상생활을 어느 방식으로 합니까

- ☐ ㄱ.그날 할 일, 만날 사람, 갈 곳들을 미리 적어둔다.
- ☐ ㄴ.그날 할 일, 만날 사람, 갈 곳을 미리 생각해둔다.
- ☐ ㄷ.아무런 계획 없이 그저 닥치는 대로 한다.
- ☐ ㄹ.그날 할 일은 미리 예정표를 짜둔다.

5.물건마다 두는 장소가 정해져 있으며 일마다 처리하는 양식이 정해져 있고 매사를 조직적으로 처리합니까

- ☐ ㄱ.예
- ☐ ㄴ.아니오

6.집에서나 사무실에서 가구나 책상의 장소를 자주 옮기고 장식품 등을 자주 새 것으로 바꿉니까

- ☐ ㄱ.예

☐ ㄴ.아니오

7.다음 활동 가운데 어느 것을 좋아합니까

☐ ㄱ.수영하기
☐ ㄴ.정구치기
☐ ㄷ.골프치기
☐ ㄹ.등산, 야영하기
☐ ㅁ.스키
☐ ㅂ.낚시질
☐ ㅅ.노래 부르기
☐ ㅇ.정원 가꾸기
☐ ㅈ.악기 다루기
☐ ㅊ.집안 수선
☐ ㅋ.바느질
☐ ㅌ.독서
☐ ㅍ.그림 그리기
☐ ㅎ.요리하기
☐ ㅏ.사진찍기
☐ ㅐ.여행
☐ ㅑ.자전거 타기
☐ ㅒ.수집하기
☐ ㅓ.바둑두기
☐ ㅔ.장기두기
☐ ㅕ.화투치기
☐ ㅖ.공던지기
☐ ㅗ.태권도
☐ ㅘ.춤추기
☐ ㅚ.산책하기

- [ ] ㅛ.조깅
- [ ] ㅜ.반가울 때 포옹하기
- [ ] ㅠ.반가울 때 악수하기
- [ ] ㅡ.잡담하기
- [ ] ㅣ.토론하기

8.운동이나 춤은 어떤 방법으로 배우면 더 잘 됩니까

- [ ] ㄱ.남 하는 대로 흉내내면서 신나게 할 때
- [ ] ㄴ.노는 순서나 규칙을 먼저 배워 늘 그것을 염두에 두고 틀리지 않도록 반복할 때

9.대중 앞에서 스포츠나 노래를 할 때 부끄럼 없이 잘 합니까

- [ ] ㄱ.예
- [ ] ㄴ.아니오

10.생각하고 있는 바를 말로 잘 표현합니까

- [ ] ㄱ.예
- [ ] ㄴ.아니오

11.일상생활에 목적을 정해놓고 그것을 달성하기 위해 노력합니까

- [ ] ㄱ.예
- [ ] ㄴ.아니오

12.사람 이름이나 전화번호를 기억해두기 위해서

- [ ] ㄱ.머리 속에 새겨둔다.
- [ ] ㄴ.공책에 기록해둔다.
- [ ] ㄷ.말로 몇 번이고 되풀이한다.
- [ ] ㄹ.이미 알고 있는 사항을 참고로 하여 기억해둔다.

13. 한 번 본 사람을 잘 기억합니까
   - ☐ ㄱ.예
   - ☐ ㄴ.아니오

14. 남에게 이야기할 때
   - ☐ ㄱ.말을 꾸며서 한다.
   - ☐ ㄴ.말에 억양을 넣어서 비유를 해가면서 말한다.
   - ☐ ㄷ.정확하고 자세하게 말한다.

15. 남과 이야기할 때
   - ☐ ㄱ.주로 듣고 있는 편이다.
   - ☐ ㄴ.주로 말을 많이 하는 편이다.

16. 대중에게 즉석연설을 해달라는 부탁을 받았을 때
   - ☐ ㄱ.급하게 초안을 쓴다.
   - ☐ ㄴ.초안도 없이 그저 연설을 시작한다.
   - ☐ ㄷ.되도록 짧게 이야기한다.
   - ☐ ㄹ.천천히 차분하고 조심스럽게 이야기한다.

17. 사람들과 토론을 할 때
   - ☐ ㄱ.내 생각이 관철될 때까지 이야기한다.
   - ☐ ㄴ.내 생각을 지지해주도록 윗사람에게 요청한다.
   - ☐ ㄷ.도중에 기권해버린다.
   - ☐ ㄹ.책상을 치며 음성을 높여 소리를 지른다.

18. 시계를 보지 않고 꽤 정확한 시간을 말할 수 있습니까
   - ☐ ㄱ.예

☐ ㄴ.아니오

19. 다른 사람들과 교제를 할 때 어느 편을 좋아하십니까
    ☐ ㄱ.미리 계획된 교제
    ☐ ㄴ.우연히 알게 된 교제

20. 어떤 어려운 일을 처음 시작하려고 할 때
    ☐ ㄱ.그 일을 능숙하게 하는 다른 사람의 경우를 머릿속에 그려본다.
    ☐ ㄴ.과거에 비슷한 일을 했던 경험을 되살려본다.
    ☐ ㄷ.새로 하려는 일에 관계된 자료들을 모은다.

21. 어떤 일을 해나갈 때
    ☐ ㄱ.혼자 하기를 좋아한다.
    ☐ ㄴ.여러 사람들과 어울려서 하기를 좋아한다.

22. 직장이나 모임의 규칙이나 방침을 변경하려 할 때
    ☐ ㄱ.한 번 정한 규칙이나 방침은 끝까지 지켜야 한다고 생각한다.
    ☐ ㄴ.필요할 때는 바꾸어도 무방하다고 생각한다.
    ☐ ㄷ.규칙이란 위반할 수도 있는 것이라고 생각한다.

23. 학생 때 수학과목에서
    ☐ ㄱ.대수학을 좋아했다.
    ☐ ㄴ.기하학을 좋아했다.

24. 남에게 말할 때 흔히 몸짓을 하는데
    ☐ ㄱ.자기의 주장을 강조하기 위해서 한다.
    ☐ ㄴ.감정이나 느낌을 표현하기 위해서 한다.

25. 어떤 일에 직면할 때

☐ ㄱ.옳고 그른 것을 직감적으로 안다.
☐ ㄴ.조사해본 뒤에야 안다.

26. 어떤 일에 착수할 때 운명에 맡기고 시작하는 성격입니까

☐ ㄱ.예
☐ ㄴ.아니오

27. 음악회에 갔다 올 때

☐ ㄱ.음률을 기억해서 콧노래로 할 수 있다.
☐ ㄴ.가사를 몇 절 외울 수 있다.

28. 당신의 성격에 합당한 물음에 ∨표를 하시오

☐ ㄱ.단어를 모를 때는 꼭 사전을 찾는다.
☐ ㄴ.도표나 도형에 익숙하다.
☐ ㄷ.한두 번 본 사람의 얼굴을 뚜렷이 머리 속에 그릴 수 있다.
☐ ㄹ.친구가 찾아올 때는 미리 전화로 연락해주기를 바란다.
☐ ㅁ.전화로 농담하는 것은 질색이다.
☐ ㅂ.여행을 떠날 때는 미리 세밀한 계획을 짠다.
☐ ㅅ.할 일을 미루는 때가 많다.
☐ ㅇ.사전에서 단어도 쉽게 찾고 전화번호부에서 번호도 쉽게 찾는다.
☐ ㅈ.재담·익살·우스갯소리를 좋아한다.
☐ ㅊ.강의 때나 회의에서나 되도록 많이 기록해둔다.
☐ ㅋ.타이프 같은 기계를 만질 때 겁내지 않는다.
☐ ㅌ.새 아이디어가 깊은 생각 없이 문득 떠오르는 때가 많다.

29. 당신의 기분은

☐ ㄱ.변덕스럽게 자주 바뀐다.
☐ ㄴ.별로 변화가 없다.

그럼 이제 ∨표로 답한 물음에 다음과 같은 점수를 적어 넣으시오.

채점표

1		6		ㅕ	2	ㄴ	1		1	ㄴ	1
ㄱ	7	ㄱ	9	ㅔ	7	ㄷ	3	ㄴ	9		26
ㄴ	1	ㄴ	1	ㅗ	5	ㄹ	5		19	ㄱ	7
ㄷ	3		7	ㅘ	7		13	ㄱ	1	ㄴ	3
ㄹ	9	ㄱ	9	ㅚ	8	ㄱ	7	ㄴ	9		27
	2	ㄴ	4	ㅛ	8	ㄴ	1		20	ㄱ	9
ㄱ	1	ㄷ	4	ㅜ	9		14	ㄱ	9	ㄴ	1
ㄴ	5	ㄹ	7	ㅠ	9	ㄱ	9	ㄴ	5		28
ㄷ	7	ㅁ	7	ㅡ	4	ㄴ	5	ㄷ	1	ㄱ	1
ㄹ	9	ㅂ	8	ㅣ	2	ㄷ	1		21	ㄴ	7
	3	ㅅ	3		8		15	ㄱ	3	ㄷ	9
ㄱ	9	ㅇ	5	ㄱ	9	ㄱ	6	ㄴ	7	ㄹ	2
ㄴ	7	ㅈ	4	ㄴ	1	ㄴ	3		22	ㅁ	3
ㄷ	3	ㅊ	3		9		16	ㄱ	1	ㅂ	1
ㄹ	1	ㅋ	3	ㄱ	9	ㄱ	1	ㄴ	5	ㅅ	7
	4	ㅌ	3	ㄴ	1	ㄴ	6	ㄷ	9	ㅇ	1
ㄱ	1	ㅍ	5		10	ㄷ	9		23	ㅈ	3
ㄴ	7	ㅎ	5	ㄱ	1	ㄹ	4	ㄱ	1	ㅊ	1
ㄷ	9	ㅏ	3	ㄴ	7		17	ㄴ	9	ㅋ	3
ㄹ	3	ㅐ	5		11	ㄱ	3		24	ㅌ	9
	5	ㅑ	8	ㄱ	1	ㄴ	1	ㄱ	2		29
ㄱ	1	ㅒ	1	ㄴ	9	ㄷ	7	ㄴ	8	ㄱ	9
ㄴ	9	ㅓ	2		12	ㄹ	9		25	ㄴ	1
		ㅖ	2	ㄱ	9		18	ㄱ	9		

당신이 딴 점수의 총계를, 표시된 총 항목수로 나누어보라. 만일 29개 물음에 답을 해서 186점을 땄다면 여러분의 좌·우 뇌의 기능편중지표는 약 6.4이다.

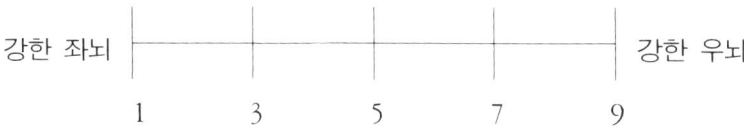

원만한 인간형의 뇌

자기 소질을 알기 위하여 좌우 뇌에 있는 기능센터들의 편중 정도를 알아본 결과, 현재 우리가 하는 사고방식과 행위의 패턴이 과학자형과 예술가형 가운데 어디에 가까운가를 알게 되었다. 대뇌 기능의 편중 정도는 일상생활에서 여러 가지 행위로 나타나는 당신의 사고방식의 패턴을 표시해준다. 수치가 1에 가까울수록 사고방식과 행위는 법관이나 과학자에 가깝고, 9에 가까울수록 예술가에 가깝다.

가정과 사회생활에서 너무 딱딱하면 고독하고, 너무 무질서해도 남에게 폐를 끼치게 된다. 우리가 자기의 뇌기능 편중도를 알고 있으면 부족한 면을 보완해서 타인과의 인간관계를 모나지 않게 조정할 수 있을 것이므로 평화로운 삶을 영위할 수 있을 것이다. 이미 발달된 특수 기능을 살려가면서 부족한 사고방식과 행위의 발전을 이루어 원만한 인간이 될 수 있는 방법은 다음과 같다.

우뇌 기능을 강화하는 방법

편중지표가 3 이하로 좌뇌가 강세인 과학자 타입에서 예술가를 이해할 수 있는 사고방식 기르기

1. 전화를 받을 때 늘 왼쪽 귀를 쓴다.
2. 낙서하듯이 늘 그림을 그린다. 자기 사진을 거꾸로 놓고 그리면 더 효과적이다.
3. 늘 콧노래나 노래를 부르는 습관, 농담을 하는 버릇, 껄껄 웃는 버릇을 들인다.
4. 산책을 자주해 마음의 긴장을 푼다.
5. 책상에 앉아 있을 때도 자주 몸을 뒤로 기대고 눈을 감은 채 공상에 잠기는 습관을 기른다.
6. 한가할 때면 자주 눈을 감고 마음속으로 어렸을 때 살던 마을의 이모 저모, 옛날 살던 집, 학교, 늘 거닐던 길, 옛 친구들의 모습 등을 되도록 자세히 그려본다. 이 훈련은 기억력을 키우는 방법도 된다.
7. 대화를 할 때는 상대방의 눈을 주시하며 시험 바로 전에 선생님이 설명해주시는 시험문제를 들을 때처럼 귀를 기울여, 그가 말하는 요점을 몸소 느껴보는 버릇을 기른다.
8. 과거에 알고 있던 일들, 사람들, 지식들을 서로 연결해보는 습관을 기른다. 우뇌를 발전시켜 새로운 아이디어를 창조해내는 발명가나 창작가들이 하는 방법이다.
9. 주위에 있는 여러 가지 색깔·향기·소리 등과 여러 사람들의 기분에 관심을 가지고 알려고 애쓴다.
10. 사물을 통괄적으로 보고 각 부분들이 서로 어떻게 관계를 맺고 있는지 살피는 습관을 기른다.
11. 예술 작품, 유행하는 옷, 아내의 옷차림 등을 유심히 보고 거기에 담겨 있는 멋을 찾아보는 습관을 기른다.
12. 자기와 관계없는 일에도 관심을 가져보며, 마땅치 않은 일에도 마음의 문을 활짝 열어 놓는다.
13. 대화할 때는 몸짓을 많이 하고 자주 껄껄 웃는다.
14. 오락과 운동, 등산 등 취미 생활을 즐긴다.

좌뇌 기능을 강화하는 방법

편중지표가 7 이상 되어 비논리적이고 감정적인 면이 강한 사람이 합리적이고 과학적인 사고방식 기르기

1. 일상생활에서 일어나는 일들을 간단하게 기록해두는 습관을 기른다.
2. 기록된 사항들을 재조사해보고 중요한 일, 급히 해결해야 할 일, 대수롭지 않는 일들을 가려내서 조직적으로 해결하는 습성을 기른다.
3. 그날그날의 생활은 물론 그 달, 그 해에 할 목표를 미리 세워 목적달성에 노력한다.
4. 모든 일을 합리적으로 생각하는 버릇을 들이고, 운수에 맡기고 무작정 해보려는 생각을 버린다.
5. 익숙지 않은 일을 처음 할 때는 실험 작업을 몇 번 해보고 그 결과를 자세히 검토 분석해서 최선의 방법을 찾으려는 습관을 기른다.
6. 전화를 받을 때는 오른쪽 귀로 받아 조직적이고 합리적인 좌뇌로 상대방의 이야기를 분석하면서 듣는다.
7. 모든 셈은 주먹구구로 하지 말고 늘 정확하게 계산하는 습관을 기른다.
8. 모르는 일은 알 때까지 꼬치꼬치 파고 물어본다.
9. 혼자 조용히 있는 시간을 많이 가지고, 일기를 쓰는 버릇을 들인다.
10. 매사를 차분히 순서 있게 생각하는 습관을 기른다.
11. 배우자에게나 상관에게 사실을 알리거나 보고할 때 순서 있게 기록해서 보인다.
12. 날마다의 활동은 시간표와 계획표에 따라서 하도록 애쓴다.
13. 무슨 일이든지 한 덩어리로 총괄적으로 보지 말고 세밀하게 나누어 그 원인과 결과를 분석해보는 처리 습관을 들인다.
14. 모든 일을 숫자로 표시하는 습관을 들인다. 예를 들면 "미국은 멀리 있는 나라"라는 표현보다는 "몇 킬로미터나 떨어져 있고, 비행기로 몇 시간이나 걸린다"는 방법을 쓴다.

우수한 두뇌는 뇌의 조기개발로

　우리 뇌는 어떠한 자극이 들어올 때나 어떤 일이 생길 때는, 그 자극에 대해서 적절한 반응을 하고 행동을 하여 그것을 알맞게 해결하려는 특이성과 적극성을 선천적으로 지니고 있다.

　갓난아기는 배고플 때는 극성스럽게 울고, 젖을 물리면 배부를 때까지 힘차게 빨아먹는다. 배고픈 자극을 해결하려는 이 방법은 누구에게서 배운 것이 아니라, 뇌가 선천적으로 타고난 적극성의 표현이다. 아기는 조금 더 자라면 애써 뒤집으려 한다. 못 뒤집으면 얼굴을 붉히면서 힘을 모아 뒤집힐 때까지 몇 번이고 되풀이하는 모습을 볼 수 있다. 이때 85퍼센트가량의 아기가 오른쪽으로 뒤집는 것은 벌써 아기의 좌뇌가 우뇌보다 강하게 작용하고 있음을 입증한다.

　뒤집으면 기어다니려고 애쓰며, 기어다니다가는 일어서서 걸으려 애쓰고, 넘어지면 다시 일어나고, 일어섰다가 넘어지고 또 일어난다. 이 같은 어린 아기의 성장과정에서 우리는 뇌에 선천적인 창의성과 적극성, 따라서 긍정적이고 진취적인 면이 있음을 확인할 수 있다. 아기 때의 창의성과 적극성은 우뇌의 작용에 말미암으며 어려서는 우뇌가 강하게 작용한다. 그러나 우리 부모님들이 취하는 어린 아이 양육법은, 이러한 뇌의 타고난 좋은 성격을 부모들 편리한 대로 억제시켜버리는 방법으로, 어른들 말에만 순종하는 소극적인 복종형의 자녀를 길러낸다. 그런 아이일수록 얌전하고 효도하는 자녀로 귀염을 받는다. 또 이러한 부모일수록 자녀를 과잉보호하며 과잉간섭해, 용기를 북돋아 진취성을 길러주기는커녕 조심성을 키워서 실패에 대비하는 소극성만을 길러준다.

이런 부모 밑에서 자란 사람에게서는 일곱 번 넘어져도 여덟 번 일어서서 다시 걸어보려던 어린 아이 때의 타고난 적극성은 찾아볼 수 없고, 실패가 두려워서 새로운 일은 아예 시도도 안 해보는 겁쟁이의 모습만이 가득하다. 이것은 '안 된다', '하지 말라'가 가득한 부모님의 말씀이, 소극성을 기르는 자극이 되어 언어 발달과 함께 강하게 득세하고 있는 어린이의 좌뇌에 영향을 미쳐, 우뇌에서 우러나는 창의성을 서서히 억제해버린 결과이다. 이런 형의 소극적인 사람이 맏아들에게 많은 것도 첫아이가 부모님의 더 많은 과잉보호를 받기 때문일 것이다.

그것뿐만 아니라 늘 잘못된 점만 지적당하며, 비교교육, 경쟁교육을 받으면서 자란 우리는 자신이나 남의 단점, 어두운 면을 보는 뇌의 능력이, 좋은 점 밝은 면을 보는 능력보다도 훨씬 더 발달되어, 남의 잘못을 열 가지 지적하면 좋은 점은 그 반도 찾아내지 못하는 사람이 되어버린다.

당신은 어떠한 뇌를 지니고 있는가? 자신의 뇌를 시험해보려면 자기의 장점과 단점을 종이에 적어보라. 또 당신이 좋아하지도 싫어하지도 않는 사람의 장점과 단점을 찾아보라. 만일 단점이 더 많이 지적되었거든 이제부터 남의 나쁜 점은 무시해버리고 장점만을 보려고 노력해, 당신의 뇌가 좋은 점을 잘 보는 능력을 갖도록 발달시켜보라.

수학을 못하는 사람의 뇌도 계속적으로 수학을 생각하고 공부하면 어느새 수학을 잘하는 뇌로 발달되듯이, 뇌는 들어오는 자극이 달라지면 그에 상응한 반응을 나타내며 그 면을 성취할 수 있게 발달한다. 한 사회의 진보는 어느 정도의 비교와 경쟁을 필요로 한다고 한다. 그러나 지나친 책망이나 비교경쟁 교육은 상부상조하는 사회보다는 미워하고 시기하는 사회를 조성하기 쉽다.

경쟁, 책망, 비교교육은 우리 뇌의 대뇌변연계에 자리 잡은 시기센터를 계속 자극할 것이다. 그 결과 친구가 진급만 해도, 동생이 아버지에게서 칭찬만 받아도 곧 활성화할 만큼 시기센터가 발달하고, 반대로 칭찬의 자극을 받지 못한 기쁨센터는 위축되어 우리의 얼굴은 웃을 줄 모르는 엄숙한 표정으로 굳어버린다. 그 결과 이웃이 오순도순 모여 사는 사회보다는, 경쟁의 대상이요 적수인 사람들이 모여 사는 삭막한 사회분위기가 형성되어, 서로 단점만을 들추어 헐뜯고 시기하는 불건전한 사회가 될 것이다.

건전한 선진사회일수록 남의 험담을 덜하고 대신 '멋지다·장하다·고맙다'를 자주 말하는 뇌를 지닌 사람이 많은 것을 보면, 시기와 경쟁심은 좌뇌 발달을 위한 산업기술교육 때문이 아니고, 오히려 우리나라 전래의 가정교육과 사회환경에 따라 주입된 뇌 속의 나쁜 프로그램 때문이 아닌가 여겨진다.

 자신을 이웃과 견주고 경쟁하는 것이 아니라 자신의 과거와 견주며 전보다 더 나은 오늘을 만들려고 노력하면서 개인발전을 위주로 사는 사람들의 모임, 이것이 뇌 생김새에 부합하게 사는 선진사회이다. 천억에 가까운 뇌세포로 된 우리 뇌는, 특수한 기능을 나타내는 그룹으로 나뉘고, 이 그룹들은 서로 유기적으로 연결되어 협력하며, 들어오는 자극에 따라 각 그룹의 특수한 기능을 발전시켜간다. 이들 사이에는 경쟁도 시기도 없다. 여러분이 음악 연습을 많이 하면 멜로디센터가 멜로디 자극을 받아 유난히 발달한다. 그 멜로디를 청각센터가 들어서 멜로디센터로 전했지만 청각센터는 아무런 보수도 바라지 않는다. 듣는 구실인 자기 할일을 한 것뿐이기 때문이다.

 어른들 뇌에 이미 심어진 시기하는 프로그램을 제거해버리기는 어려운 일이다. 그러나 새로운 세대의 주인공인 우리 어린이의 뇌에는 경쟁에서 승자가 되는 것을 그의 생의 최고 목표로 삼게 하는 시기의 프로그램 대신, 자신의 타고난 두뇌를 개발하고 발전시켜 그 결과로 얻어진 귀한 지식과 기술을 즐기고 만족하면서, 부모에게서 받은 자기 뇌 속의 잠재력을 남김없이 사회를 위해서 쓰고 사라지는 멋진 생애를 삶의 목표로 삼게 하는 자기완성 프로그램을 심어줄 수 있을 것이다. 어려서부터의 가정교육을 통해 바로 이러한 프로그램과 삶의 자세를 심어주는 것을 우리가 자녀에게 남겨줄 가장 값진 유산으로 삼는 것은 어떨까? 그 길만이 수천 년을 내려오는 우리의 폐습을 몇 세대 안에 근절하는 방법이 될 줄로 안다.

"될성부른 나무는 떡잎부터 알아본다"고 한다. 이 말은 좋은 나무, 좋은 열매를 얻으려면 떡잎 때부터 잘 가꾸어야 한다는 말과도 같은 뜻이다. 자녀가 훌륭한 사람이 되어 좋은 열매를 맺어주기를 바라지 않는 부모가 어디 있을까만, 자녀를 떡잎 때부터 잘 기르는 방법과 그 이유를 아는 부모는 그리 많지 않다. 그래서 인생의 떡잎 시절인 태어날 때부터 학교에 갈 때까지의 귀중하고 중요한 시기를 자칫 헛되이 보내게 하고 있다.

최근 미국의 저명한 세 연구소에서 각각 조사 연구한 발표에 따르면, 갓난아이 때부터 유치원에 가기 전까지, 영아원에서 놀이를 통해 말을 배우고 글자와 숫자를 일찍 익힌 뒤 유치원에 입학한 아이들은, 집에서만 자란 아이들에 견주어 지능지수가 7~8점 정도가 높다고 한다. 뿐만 아니라 유치원이나 학교에 입학한 뒤에도 새로운 환경에 쉽게 적응하고 사교성·대학 진학률·취직률 등도 현저히 높으며, 반면에 범죄율은 훨씬 낮다고 한다. 이러한 현상은 두뇌 발달 과정에서 설명될 수 있다.

우리 두뇌의 발달은 신경세포의 분열을 거쳐 뇌세포 수의 증가와 각 세포의 수상돌기·축삭돌기에 따른 상호 연결이라는 두 단계를 거치게 된다. 태아가 6개월 정도가 되어 뇌세포 수가 성인의 뇌에 달하면 세포분열은 끝나고 분열된 각 세포는 수상돌기·축삭돌기를 내면서 성장한다. 이 성장과정은 태어난 뒤 2개월까지 계속된다.

이와 동시에 신경세포 뉴런과 뉴런 사이의 공간에는 뉴런들을 지지하고 뉴런들에게 영양분을 공급하는 신경교세포가 성장한다. 이 신경교세포들은 성인이 되어도 세포분열을 계속하며 축삭돌기 둘레에서 전기의 절연체 구실을 하는 미엘린 수초를 형성해줄 뿐만 아니라, 뇌세포들의 기능에도 지대한 영향을 끼친다. 아인슈타인의 뇌를 검사한 결과, 어떤 부위에 있는 신경교세포는 부피도 크고 수도 많은 것으로 판명되어 이 세포와 창의성과의 관련이 논의되고 있다.

하나의 완성된 신경세포로 된 뉴런은 수상돌기를 통해서 다른 뉴런으로부터 메시지를 받아 활성화한다. 그러기 위해서는 한 뉴런의 축삭돌기와 다른 뉴런의 수상돌기 사이에 연결이 이루어져야 하며 이러한 연결 부분을 시냅스라고 한다. 태어난 뒤 2년 동안은 일생에서 시냅스의 형성이 빠르게 그리고 정교하게 일어나는 중요한 기간이다. 이 동안에 형성된 시냅스의 양상은 받은 자극에 따라 여러 가지로 다르며, 그 패턴은 뇌의 기능에 일생 동안 지대한 영향을 미친다. 이 시냅스의 양상이 결정되는 데에는 타고난 유전적인 요소도 중요하지만 삶의 떡잎기인 생후 2년 동안에 주위에서 받는 여러 가지 환경요소가 매우 중요한 요인이 된다.

갓난아이들의 두뇌는 부모로부터 받은 타고난 유전요소 이외에는 매우 비슷하지만, 인생 초기에 받는 여러 가지 서로 다른 자극에 따라서 뇌에 형성되는 조직의 패턴이 달라지고, 그 결과 우리 각 개인은 천차만별의 개성을 갖게 된다. 그러므로 부모들은 어린 아이의 두뇌가 건전하고 능률적인 조직을 지닌 뇌로 성숙할 수 있도록 좋은 환경을 일찍부터 마련해주어야 할 중요한 의무가 있다.

그리고 성숙 과정에 있는 태아의 뇌는 아주 작은 자극에도 민감하므로 임신부에게는 기분 좋을 정도의 술·담배도 태아의 뇌에는 큰 독약이 된다는 점도 명심해야 하겠다.

흔히 천재, 또는 영재라고 말할 때 우리는 창의성보다는 지능지수가 높은 수재를 일컫는 경우가 많다. 창의성은 후천적인 교육의 힘보다는 선천적인 유전 요인이 주가 되지만 수재형의 두뇌는 교육을 포함한 환경요인으로 더 높이 향상시킬 수 있는 가능성이 있고, 우리는 지금 그 방법을 학교교육에서 응용하고 있다.

그러나 안타깝게도 우리의 교육은 교육 효과의 황금기요, 뇌의 기초적 조직이 가장 활발하게 형성되는 한두 살의 유아기를 허송해버린 채, 5~7세가 되어서야 뒤늦게 유치원 또는 학교에서 시작되고 있다.

현대 정규교육은 좌뇌 발전을 위주로 하고 있고, 좌뇌 발전은 언어센터의 발전에서 시작된다. 러셀 박사는 학습능력·잠재능력은 언어를 통해서 발전됨이 크므로 일찍부터 언어능력을 발달시키는 것이 유리하다고 말했다. 언어센터가 일찍 발달해 말을 빨리 하기 시작한 아이가 철이 일찍 든다고 한다. 철이 일찍 든다는 말은 사리에 알맞은 사고방식을 일찍부터 가졌다는 뜻이다. 사리에 맞는 사고방식을 일찍부터 길러주는 것이 영재가 될 기초를 미리 준비하는 일이 되고, 이 방법이 곧, 좌뇌의 조기개발을 통한 영재의 조기교육일 것이다.

두뇌의 잠재력을 충분히 발달시키는 방법은 반복되는 자극을 뇌에 보내 뇌의 모든 부위를 활성화하는 것이다. 따라서 영아교육에서도 동일한 자극을 뇌가 반복해서 받을 수 있도록 어린 아이가 누워 있는 환경을 알맞게 조성해준다.
 갓난아이는 어머니의 얼굴을 제일 먼저 익힌다. 이것도 어머니의 얼굴이 가장 많이 반복해서 그의 눈을 거쳐 들어와 뇌의 시각센터를 발달시키는 자극이 되었기 때문이다. 그래서 어머니와 언니들이 자기를 놀리는 즐거운 모습을 보면 말을 할 수 있기 전이라도 웃음으로 즐거움을 나타낸다. 과학적인 사고는 언어적인 패턴에 기초를 두므로 일찍부터 말을 듣고, 말을 하고, 읽고, 쓰게 하여 어린 아이의 언어센터를 충분히 발달시키는 것이 과학뇌인 좌뇌를 발달시키는 지름길이 될 것이다. 갓난아이의 언어센터는 어머니와 언니들의 말소리를 들음으로써 이루어지는 자연적이고 끊임없는 훈련을 거쳐 발달한다. 언니들이 없는 첫아이가 말을 더디 배우고 철이 늦게 들며 성인이 되어서 사회활동에 약한 것도 어려서 말 자극을 충분히 받지 못했기 때문일 것이다.
 어린 아이의 언어센터 조직은 어른들이 하는 어려운 말, 추상명사나 개념 등을 받아들일 만큼 발달되지 못한 상태다. 그래서 어린 아이들이 말을 배울 때 쓰는 '엄마', '아빠', '맘마' 따위의 구상명사들을 몇 번이고 반복해서 녹음테이프를 만들어 아기가 혼자 놀 때도 늘 들려주면 언어센터의 발달이 촉진되어 말을 빨리 배우게 된다. 쉬운 말을 할 줄 아는 정도가 되면 더 어려운 말을 녹음해 정도를 높여가면서 순서대로 들려줄 일이다. 말을 듣는 것만 자극이 되는 것이 아니고 스스로 말을 하고, 글을 읽고 쓰는 일이 다 언어센터를 자극한다. 그러므로 어린 아이에게 말을 많이 하게 하고 소리도 많이 내게 할수록 두뇌의 발달에는 더 유익하다.
  두세 살 된 아이들에게 수를 익히는 버릇을 길러주고, 글자나 숫자 등으로 된 장난감을 연결해서 말을 만드는 놀이나 숫자놀이 등을 시켜 수적인 개념을 일찍부터 심어주는 일은 언어 자극에 못지않은 중요한 훈련이다. 아이들이 연필을 쥘 수 있게 되면 글자나 기호 등을 그리는 놀이, 숫자를 써보는 훈련 등을 시켜주어야 한다. 이것들 또한 과학을 관할하는 좌뇌를 일찍부터 발달시키기 때문이다.
  오늘날 유치원에서 흔히 배우는 노래·무용·그림·종이접기 등은 우뇌가 관할하는 학습으로 우뇌의 활동이 강한 어린 나이에는 누구나 곧잘 한다. 그러나 이들 놀이는 과학적인 좌뇌의 개발 훈련에는 크게 도움이 되지 않으며 유전적인 재능이 있는 사람 외에는 좌뇌가 강해지는 8~10세가 되면 발전이 멈추어 버린다.
  우리 뇌세포가 들어온 자극을 가장 활발히 처리하는 시기는 뇌가 성숙하는 기간인 16~18세 이전이고, 우리들의 학습능력도 16~18세 때 최고에 도달하며 그 뒤에는 감소하기 시작한다. 그러므로 18세가 되기 전에 열심히 노력하면 짧은 시간에 많은 것을 효과적으로 배울 수 있다.
  우리 뇌의 발달과정에서 뇌신경세포들이 상호 연결을 맺어 교신을 시작하는 일은 태어나기 10주 전부터 서서히 시작되어 태어난 뒤 2년 사이에 특히 정교하게 발전하며, 이 사이에 인간으로 갖춰야 할 정신력의 기초가 확립된다.
  사람의 태어날 때 뇌의 무게는 약 350그램으로 어른의 4분의

1밖에 안 된다. 그 뒤 뇌는 1분에 1밀리그램씩 자라서 6개월이 되면 4분의 2, 즉 반이 되고 2년 반이 되면 4분의 3, 다섯 살이 되면 어른 뇌무게의 90퍼센트나 된다.

이와 같이 뇌의 발달과정에서 결정적인 시기는 태어난 뒤 1~2년, 아니 그보다도 생후 몇 달, 나아가서는 생후 며칠 동안임이 여러 연구 결과 차차 밝혀지고 있다.

예전에는 갓난아기가 그저 밝음과 어두움을 알 수 있을 뿐이라고 생각했다. 그러나 최근 여러 가지 연구 결과 신생아는 명암의 분별은 물론, 물건의 형태까지도 뚜렷이 식별할 줄 알고 나아가서 25센티미터쯤 떨어진 곳에 있는 3밀리미터 크기의 것도 뚜렷이 식별할 수 있을 만큼 시력이 잘 발달되었음이 밝혀졌다. 또 태어난 지 2주일이 되면 자주 대하는 사람의 얼굴을 식별할 수 있다고 한다.

영국 에든버러대학의 한 연구팀이 발표한 바에 따르면 갓난아기는 시력만 발달한 것이 아니라 청각도 발달하여 누워 있는 한쪽 옆에서 소리를 내면 깜짝깜짝 놀라며 소리 나는 쪽으로 고개를 돌린다고 한다. 또 후각도 발달하여 불쾌한 냄새가 나면 반대쪽으로 고개를 돌려버린다고 한다.

그뿐 아니라 언어에서도 우리는 일반적으로 어린 아이가 한 살이 지날 때까지는 언어센터가 말을 배울 만큼 잘 발달되지 못해서 말을 할 수 없다고 여기고 있다. 그러나 말을 한다는 것은 그가 이미 듣고 이해한 말에 대한 반응을 발성기관을 거쳐 외부로 표현하는 행동이므로, 남의 말을 청각을 거쳐서 받아들여 그것을 이해하고 그에 대해서 어떤 답을 해야 되겠다고 결정할 수 있는 언어센터가 말을 할 수 있기 이전에 발달되어 있어야 한다.

이러한 과정은 성인이 된 우리가 외국에 가서 그 나라 말을 배울 때도 경험할 수 있다. 미국에 와서 2~3년 살면, 그동안 우리 뇌의 베르니케 언어센터는 주위에서 들려오는 영어 자극으로 먼저 영어를 알아들을 수 있도록 그 조직구조가 발달되기 시작하여, 상대가 하는 말의 뜻을 대개는 짐작할 수 있게 된다.

그러나 그에 대한 답을 말로 표현하려고 하면 혀와 입술이 알맞게 움직여주지 않는다. 그것은 말을 하게 하는 브로카 언어센터가 영어를 말할 수 있을 만큼 충분히 발달하려면 더 오랜 시간이 필요하기 때문이다. 이와 같이 혀와 입술 등 발성기관을 적절히 움직여 말이 되게 하는 브로카 언어센터가 발달하기에 앞서 남의 말을 알아듣는 베르니케 언어센터가 먼저 발달하며, 베르니케센터가 일찍 발달하면 할수록 브로카센터도 따라서 발달해 일찍부터 말을 하기 시작한다.

태어날 때부터 눈이 물체를 알아볼 수 있는 것처럼 베르니케 언어센터는 나면서부터 사람의 육성에 감응할 수 있게끔 발달되어 있다. 그래서 나면서부터 조기 언어교육이 가능한 것이다.

출생 10주 전부터 발달되어 오던 초보적인 인식능력은 출생 후에 그 어린이가 처해 있는 주위 환경에 따라 여러 가지로 다르게 발전하여, 사물에 대한 상이한 인식능력의 패턴이 굳어지며 그 결과 그 사람의 독특한 개성이 이루어진다.

갓 태어난 고양이를 주위에 수평선만 그려진 방에 가두어 길렀더니, 그 고양이는 자라서도 수평으로 된 의자의 앉는 자리는 잘 알아보아도 수직으로 된 의자의 다리는 잘 보지 못하고 부딪히기 일쑤였다고 한다. 이 고양이의 시각센터의 시신경세포들을 전지현미경으로 조사해보았더니, 수평으로 보이게 하는 세포들이 수직으로 보이게 하는 세포보다 훨씬 더 발달되어 있었다고 한다.

이러한 점으로 보아, 인식력을 우러나오게 하는 기본적인 뇌 조직은 출생 전부터 이루어져 있고, 어떤 인식력이 다른 인식력보다 더 잘 발달되거나 덜 발달되는 것은 출생 뒤에 놓인 환경에 가장 적절하게 적응하도록 뇌조직 패턴이 다르게 발달되었기 때문임을 알 수 있다.

생활 주변에서 오는 풍부한 자극이 뇌의 조직 구성에 어떻게 영향을 미치는가를 알아보기 위해서, 캘리포니아대학의 마크 로센바이그(Mark Rosengweig) 교수 등은, 한 배의 갓 난 새끼쥐들을 두 그룹으로 나누어 한 그룹은 여러 가지 다양한 장난감이 들어 있는 우리에서 기르고, 다른 한 그룹은 장난감이 전혀 없는 우리에서 길렀다. 150일 동안 기른 뒤에, 두 그룹의 쥐의 뇌를 전자현미경으로 조사해보았더니, 여러 가지 장난감으로 노는 체험을 많이 하면서 자란 그룹의 대뇌피질은 그렇지 못한 그룹보다 훨씬 더 두꺼울 뿐 아니라 신경교세포도 15퍼센트나 더 많았다고 한다. 그리고 신경세포 자체는 그 수가 증가되지 않았지만 세포체의 크기는 15퍼센트쯤 더 크고, 거기에서 뻗어 나온 신경섬유들도 더 굵고 수가 많으며, 특히 신경세포들 사이의 연결망이 훨씬 복잡하게 발달되어 있었다고 한다.

우리 몸의 유전은 흔히 멘델의 유전법칙에 따르지만, 정신력은 이 법칙보다는 출생 전후의 환경이 주는 영향에 따라 크게 좌우된다고 한다. 그래서 사람이 제대로 성장하려면 충분한 영양분과 산소의 공급도 물론 필요하지만, 그에 못지않게 어릴 때부터 여러 가지 풍부한 체험을 해야만 한다. 그것은 우리의 모든 사고와 행위가 학습과 체험을 바탕으로 이루어지기 때문이다. 그런데도 어린 아이를 가진 부모는 풍족한 영양과 맑은 공기에는 관심을 기울이면서도 어린아이가 많은 체험을 할 수 있게 하는 데는 전혀 마음을 쓰지 않는다. 이것이 천재가 드문 이유 가운데 하나일는지도 모른다.

어린이들은 나면서부터 자기 주위에서 일어나는 일에 대한 호기심이 대단하지만, 어른들은 그 호기심을 키워주고 어린이가 더 많은 체험을 할 수 있도록 도와주기보다는 오히려 그 호기심을 귀찮게 여기며 꾸짖고 무시해버리는 경우가 많다. 이러한 어른들의 태도는 알고 싶어 하는 어린이의 호기심까지도 꺾어버리며 어린이가 천재로 커가는 길을 막는 결과가 된다.

천재들에게 공통되는 사실 가운데 하나는 그들이 다 막 나서부터 풍족한 환경 속에서 충분한 배움의 기회가 주어진 채로 자랐다는 점이다. 이러한 사실을 실증하는 예로서 미국에 있는 터프츠(Tufts)대학 벌(Berle) 교수의 네 자녀를 들 수 있다. 벌 교수는 자녀들 넷을 기를 때 출생 직후부터 잘 먹이면서 다양한 천재교육을 시켰다. 그 결과 네 형제가 다 천재적인 재능을 발휘하며 성장했다. 특별한 교육 없이 자연적으로 출현하는 천재란 몇 십만 몇 백만 인구 가운데서 하나 꼴이라고 한다. 이러한 인구비율을 참작할 때, 벌 4형제의 천재적 능력은 자연적으로 타고났다기보다는 그 부모가 실천한 조기 천재교육의 덕이라고 해야 마땅하며, 나아가서 이 사실은 누구나가 벌 형제들이 가졌던 환경에서 자라면 천재에 가까운 사람이 될 수 있다는 것을 암시해준다.

음악의 천재 모차르트도 음악가 집안에 태어나 출생 직후부터 아버지의 음악을 듣고 악기를 장난감으로 만지면서 자랐다. 그는 다섯 살에 바이올린 곡을 작곡하여 연주하고 여덟 살에 교향곡을 쓴 음악의 신동이 되었다.

1952년에 뉴욕에 사는 애런 스턴(Aaron Stern) 씨는 자기 딸 에디스를 출생 직후부터 교육 '시키기' 시작했다. 그는 아기 방에 늘 가벼운 명곡이 들리도록 종일 라디오를 틀어두고 레코드플레이어를 장치해 되도록 많은 표준말을 들려주었으며, 숫자 또는 동물이 그려진 그림카드를 아기가 늘 볼 수 있게 하여 수에 대해 교육했다. 날마다 이러한 환경 속에서 보낸 에디스는 한 살이 되자 3~4개 단어로 된 말을 할 수 있었고, 두 살 때는 알파벳을 읽었으며, 네 살 때는 사전을 찾아가며 책을 읽기 시작하여, 여섯 살 때는 날마다 두 권의 책과 《뉴욕타임스》를 읽어냈다. 초등학교에서는 2·4·6학년과 중학교 전 과정을 월반했으며, 열두 살에 대학에 입학했다. 그리하여 열다섯 살에는 미시간 주립대학에서 고등수학을 가르쳤는데, 에디스의 지능지수는 200이었다.

에디스가 받은 위와 같은 교육은 광범위한 인간교육이라기보다는 오히려 지적인 면에만 치우쳐 무미건조한 컴퓨터 인간을 양성한 느낌이 든다. 그러나 에디스를 길러낸 조기 천재교육의 결과는 나면서부터 강하고 풍부한 방향성 있는 자극을 끊임없이 받으면서 자라난 아이들의 경우 뇌의 잠재능력이 일찍부터 개발될 수 있음을 증명하는 것이며, 또 만일 에디스가 지적인 면과 예능적인 면의 자극을 고루 받으면서 자랐다면 예술성과 과학성을 겸비한 완전한 인간으로 성장할 수도 있었음을 암시한다. 사실 이와 같은 여건 아래서 자란 아이들은 지능에 못지않게, 사회성·지도력 등 모든 면에서 같은 나이의 아이들보다 월등하게 빠른 발달을 나타낸다고 한다.

흔히들 천재는 단명이라고 말한다. 그러나 19세기영국의 유명한 물리학자 로드 켈빈(Lord Kelvin)도 태어난 때부터 조기교육을 받아 열 살 때 대학에 들어간 천재였지만 83세까지 전공분야에 열중하면서 건강하게 살았다고 하니 천재와 수명과는 관계가 없는 듯하다.

또 아무리 잘된 조기교육이라도 계속적으로 좋은 교육환경이 수반되지 않으면 허사가 되어버리기 쉽다. 현재의 교육제도는 정신력의 지속적인 발전을 위한 것이 못 되고, 또 우리가 생각하고 있는 우리 겨레의 지능의 평균수준도 과학기술시대인 현대에 사는 지능수준으로는 너무나 낮은 편이다. 그래서 조기교육을 받은 천재가 전통적인 학교교육에 들어가면 곧 후퇴해버린다. 그것은 수준이 아주 낮은 아이들 가운데 섞여서 공부를 해야 하는 까닭에 그들에게서 따돌림을 안 받기 위해서는 아는 것도 모르는 체 해야 하고, 얼마 뒤에는 이것이 버릇이 되어 지능을 발전시키기는커녕 이미 발전된 기능도 제대로 발휘하지 못한 채 평범한 아이가 되거나 오히려 성적이 불량해지는 수도 있다.

 조기교육의 이로운 점은 미국에서뿐만 아니라 영국이나 옛 소련에서도 충분히 이해되고 있다. 미국에서 다섯 살에 시작되는 공립학교 교육이 옛 소련에서는 세 살에 시작됐다. 그래서 옛 소련에서는 자기들이 미국보다 지능이 2년 앞섰다고 주장하기도 했다.

천재적인 소질

　총명한 아이와 타고난 재능을 지닌 천재적인 아이를 구별하기란 참으로 어려운 일이다. 이는 천재성 그 자체가 명확하게 정의할 수 없는 인간 능력의 일부이고 또 총명한 아이와 천재가 하는 행동이 서로 많이 겹치기 때문이다. 그러나 이 둘 사이에 흔히 볼 수 있는 다른 점이 있다면 총명한 아이는 대체로 이미 정해진 순서에 충실한 방향으로 생각하고 행하는 경향이 두드러진다. 부모나 선생님에게 잘 순종하여 좋은 성적을 올리려고 노력하며 피아노 치기나 독서 등도 열심히 하고 숙제도 잘하며 규칙에 따른 그룹 활동도 잘한다. 이들은 부모나 선생님이 장래를 위해 중요한 일이라고 말하면 무슨 일이든지 열심히 배우려 한다.
　그런데 천재성은 선천적으로 받은 뇌의 지능요소로, 자라면서 생활환경에서 오는 자극요인이 이에 가세되면 지속적으로 육성되는 재능이다. 이 재능은 이례적인 것으로 나타나기 때문에 부모나 주위 사람들 눈에 쉽게 띈다. 따라서 천재성은 강제적인 주입식 조기교육이나 부모의 욕심 또는 학교교육 등으로 형성되는 것이 아니다. 천재성의 본질은 태어날 때 이미 뇌에 잠재된 프로그램에 따른 것이기 때문이다. 부모나 교사는 이 이례적인 재능이 나타났을 때 이를 재빨리 알아차려서 그 선천성이 잘 발전되도록 돕는 일에 힘써야 한다. 물론 타고난 재능은 좋은 환경이 아닌 역경 속에서도 본인이 꾸준히 노력하면 타고난 만큼은 발전한다. 그리고 본인의 노력 위에 부모나 주위 환경에 따른 풍부한 보충이 있으면 몇 배의 능력으로 발전될 수 있다.

수재와 천재가 다른 점은, 천재는 태어날 때부터 이미 뇌에 형성된 잠재능력을 부모나 교사의 가르침 이전에 스스로 나타내고, 수재의 능력은 배워서 개발된다는 점이다. 천재성은 때로는 뇌의 조숙으로 말미암아 발휘되는 능력과 구별짓기 어려운 때가 있다.

여자 아이의 뇌는 남자 아이의 뇌에 견주어 4주 정도 더 조숙한 상태로 태어난다. 그래서 여자 아이들은 남자 아이에 견주어 말은 물론 모든 일을 일찍부터 할 줄 안다. 그러나 이러한 재능은 남자 아이들의 뇌가 발전하면 차차 그 격차가 좁혀진다. 천재성을 지닌 아이라 할지라도 1세 이전에는 그 천재성을 확인하기가 어렵다. 이는 뇌에 잠재된 천재성은 생활환경에서 받는 충분한 자극과의 연합에 의해서만 행동으로 나타나는데, 1세 이전의 어린이는 뇌의 발육도 충분치 못하려니와 환경에서 받는 자극 또한 극히 한정되어 있어 천재성이 제대로 발휘되지 않기 때문이다.

이 장에서는 천재성을 나타내는 행동의 일부를 소개하여 부모가 자녀의 타고난 천성을 평가하는 데 도움이 되도록 할까 한다.

만 1세에서 3세 사이에 나타나는 천재성

이 기간에는 천재성이 서서히 나타난다. 이 천재성들은 다음과 같은 여러 가지 형태로 표현되는데, 그 가운데 몇 가지 조짐이 나타나면 부모는 주의 깊게 살피고 나타난 천재성이 더욱 발전되도록 좋은 환경을 만들어주는 데 힘써야 한다.

1. 다른 아이들보다 일찍부터 말을 하고 걷기도 잘한다.
2. 책을 읽어주면 오랫동안 조용히 앉아서 잘 듣고 계속 읽어 달라고 조른다.
3. 한 번 들은 이야기나 사건을 얼마 뒤에 정확하게 되풀이하기도 하고 다른 사람이 끝을 맺지 못한 이야기를 그럴 듯하게 끝맺기도 한다.
4. 숫자 세기와 글자에 흥미를 갖는다.
5. 시간 관념을 갖는다.
6. 음악을 아주 좋아하며 몇 번 들은 노래를 곧잘 부른다.
7. 유머감각도 있고, 어울리지 않은 유머도 식별할 줄 안다.
8. 오래된 복잡한 일을 잘 기억했다가 자세히 이야기한다.
9. 마음으로는 할 수 있을 것 같은 일을, 몸이 아직 못 해낼 때 화를 낸다.
10. 간단한 인과관계를 이해할 뿐만 아니라 추측도 한다.
11. 여러 켤레 신발 가운데 자기 신발을 골라내 신는다.
12. 여러 가지 물건들을 모양이나 색깔에 따라 분류도 하고 같은 것들끼리 짝을 짓기도 하고 분해된 것을 조립도 하고 이름을 짓기도 한다.
13. 손윗사람들이 하는 퍼즐놀이도 쉽게 할 줄 안다.
14. 무엇이든지 만져보려 하고 매우 활동적이다.

아이가 세 살 때쯤에는 겉으로 나타나는 행동수준에 견주어 두뇌의 발달 정도가 훨씬 앞서 있다. 그리고 특수한 재능이나 어떤 일을 할 수 있는 총명함도 어느 정도 발육되어 있다. 그 결과 개성도 차차 나타나기 시작하므로 주의 깊게 관찰하는 부모는 유별난 행동을 곧 알아차릴 수 있다.

천재 아이들도 보통 아이들이 발육하는 것과 비슷한 과정을 거치지만, 재능이 나타나는 시기가 보통 아이들보다 더 **빠르고** 또 보통 아이들의 재능이 점진적으로 나타나는 데 견주어 천재 아이의 재능은 비약적으로 나타난다. 이러한 현상은 첫아이의 부모는 물론, 아이를 여럿 키운 부모도 깨닫지 못하는 때가 많다. 또 이러한 천재성을 알아차리더라도 그 재능을 잘 육성해주지 않아서 제대로 발전을 못하는 경우가 많다. 또 이 시기 아이들의 지능 발달을 돕는 데 참고할 만한 책도 흔치 않다.

만 3세에서 5세 사이에 나타나는 천재성

만 3세에서 5세 사이의 천재 아이들에게서 흔히 볼 수 있는 유별난 행동이나 재능은 3세 이전에 보여준 천재성이 더욱 확실해진 경우도 있고, 또 3세 이전에는 볼 수 없었던 재능이 나타나기도 한다. 이들 행동과 재능에는 대략 다음과 같은 것들이 있다.

1. 말재주를 많이 부린다. 풍부한 어휘로 말을 문법에 맞게 하며 비유나 예를 들어가면서 이야기를 한다.
2. 학교에 들어가기 전에 배우지 않았는데도 책을 읽는다.

3. 묻는 질문에 놀랄 만한 대답을 한다.
4. 긴 이야기를 들을 때 또는 책을 읽어줄 때도 오래도록 경청하고, 이미 들은 이야기는 비교적 정확하게 되풀이해서 이야기한다.
5. 유머감각이 풍부하다.
6. 듣고서도 이해 못하는 말은 즉시 물어서 배우려고 하고 배운 말은 실제로 사용한다.
7. 이야기·노래 등을 스스로 지어서 한다.
8. 간단한 노래 가사나 멜로디를 몇 번 반복해주면 쉽게 익힌다.
9. 자주성·자존심 등이 매우 강하다.
10. 불공평하거나 부당한 일을 보거나 당하면 화를 낸다.
11. 완벽주의 성격을 나타내며 적당주의를 싫어한다.
12. 혼자 있을 때는 깊은 공상에 잘 빠져든다.
13. 상대방의 기분 변화에 민감하다.
14. 순서·정돈·질서 등을 중요시한다.
15. 선·악·죽음·신·시간·공간 등 추상적인 개념을 이해한다.
16. 시간·시계·달력 등 기간에 관계된 것에 강한 관심을 나타낸다.
17. 어떤 의문이 있을 때는 여러 각도로 보려고 한다.
18. 인과관계를 추리할 줄 알고 사태 진전을 직관적으로 안다.
19. 한 번 지난 길, 집 주소, 전화번호 등을 잘 기억한다.
20. 한 번 본 것을 자세하고 정확하게 기억한다.
21. 화폐의 액면가를 잘 외우고 간단한 셈도 한다.
22. 새로운 일, 새로운 글, 새로운 놀이 등을 곧 배우고 쉽게 숙달한다.
23. 새로운 것을 수집하며 그에 대해서 알려고 애를 쓴다.

24. 새로운 사랑이 자기 물건에 손대는 것을 싫어하며 놓아둔 자리를 바꾸면 불쾌하게 여긴다.
25. 퍼즐 장난감을 맞출 때도 수월하게 빨리 맞춘다.
26. 암산을 잘한다.
27. 그림이나 춤에 특출한 솜씨를 보인다.
28. 어떤 놀이를 할 때, 또는 그림책 등을 볼 때 온 정신을 집중하고 참을성을 가지고 계속한다.
29. 현재 일어나고 있는 일과 기억하고 있는 과거 사건을 연결시켜서 생각한다.
30. 나이 많은 친구들과 사귀기를 좋아하고 어른들과 이야기하기를 좋아한다.
31. 같은 나이의 아이들보다 더 활동적이고 잠을 덜 잔다.
32. 물건을 크기·모양·색깔 등에 따라 구분하거나 배열을 잘한다.
33. 자기보다 나이가 어린 아이들과 놀 때는 그들의 수준에 맞는 말씨를 쓴다.
34. 사람들이 머리 스타일을 달리하거나 넥타이, 안경테 등을 바꾼 경우와 같은 조그마한 변화도 민감하게 알아차린다.
35. 친구들과 놀 때도 같은 놀이만 계속하지 않고 재미있는 놀이를 새로 창안한다.
36. 때로는 꼬마대장 노릇을 하며 통솔력을 과시한다.
37. 장난감·전화기·볼펜 등 물건의 나사를 돌려보고 또 분해해서 다시 조립해보려고 애쓴다.
38. 생활환경의 잦은 변화를 싫어한다.

이상으로 천재 아이들이 유아기에 나타내는 여러 가지 징조 가운데 일부를 나열해보았다. 이들 징조는 정도의 차이는 있지만 유아기에 있는 여러 아이들에게서도 흔히 볼 수 있는 징조들이기 때문에, 자기 아이가 천재성이 있는 것도 같고, 없는 것도 같아서 판단하기가 어렵다. 또 숫자에 뛰어난 재주가 있는가 하면 노래도 잘 부르기 때문에 수학에 소질이 있는지, 음악에 소질이 있는지 분간을 못하게도 한다. 그러므로 유아기의 소질을 보고 아이의 장래를 결정해버리는 것은 바람직한 일이 아니다. 유아기에는 여러 재질이 고루 발달하도록 어른들이 지도해야 한다. 또 부모들이 여러 재능을 균등하게 조장해주어도 타고난 천재성은 더 쉽게 드러나게 되어 소년기에는 더욱 뚜렷하게 눈에 띈다.

소년기에 나타나는 천재성

아이들이 소년기에 접어들면 그들의 자질이 더 명백해진다. 천재성도 아이들의 개성의 발달과 더불어 나타나는 양상이 여러 가지로 다르다. 그러므로 성격이 외향적인가 내향적인가에 따라서 천재들이 나타내는 행동도 각기 다르다. 이를 나누어 살펴보면 다음과 같다.

외향성 천재에게서 흔히 볼 수 있는 행동

1. 아이들과 잘 어울리고 클럽을 조직해서 어떤 행사를 주관하는 등 천재적인 지도력을 과시한다.
2. 폐품을 재활용해 유용한 물건을 만드는 등, 창의성을 발휘한다.
3. 자전거와 같은 기계류를 분해해본다든가 조립식으로 된 물건을 사서 완성품으로 만든다든가 하여 분석력·구성력에서 천재성을 드러낸다.

4. 어른들이 주도한 행사에 참가하여 그들의 지시에 따라 행동하는 것을 싫어하며 천성적인 자주성·자립성을 나타낸다.
5. 무엇을 배우되 자기가 계획하고 있는 일에 도움이 될 만한 일만을 배우려 한다. 따라서 학교 성적도 자기가 좋아서 선택한 과목은 성적이 좋아도 그 이외의 과목은 보통 정도다.
6. 이성 친구를 사귀는 데도 여러 사람을 적당히 사귀지 않고 한 사람을 깊이 사귄다. 이는 그의 강한 선택성을 나타낸다.
7. 새로운 사건에 부딪히면 직관적인 판단보다는 충분히 살핀 후에 합리적이고 정확한 판단을 내린다.
8. 관련성이 희박한 여러 아이디어나 정보들을 분석하고 정리하여 사리에 맞게 관련 지워 새로운 개념을 형성하고 발전시키는 창의력이 풍부하다.
9. 지략이 풍부하여 어려운 문제를 잘 해결한다.

천부적인 능력을 타고난 아이의 부모가 꼭 알아야 할 사항은, 천재의 반 이상이 내향적인 성격이며, 지적으로는 수준이 높지만 사교성이나 활동성, 정서면의 발달 정도는 나이에 걸맞지 않게 낮아서, 사회생활이나 행동이 비정상적인 때가 많아 둔재로 다루어질 수 있다는 점이다. 천재 가운데 천재인 아인슈타인도 네 살 때 말을 하기 시작하고 일곱 살에야 글을 읽을 줄 아는 만숙동(晚熟童)이었다. 이러한 내향성 때문에 그의 생애의 전반기에는 보통 수준 이하의 대접을 받아야 할 때가 많았다. 내향성 천재의 특징은 외향성 천재의 특징과 공통된 점도 있지만 다른 점도 많다. 그들이 나타내는 특징의 일부를 열거해보면 다음과 같다.

내향성 천재에게서 흔히 볼 수 있는 행동

1. 자기감정이나 기분을 나타내지 않고 감추려 한다.
2. 혼자만의 사생활을 가지려는 욕구가 강하다.
3. 늘 혼자 있으려 한다.
4. 다른 사람과 함께 있을 때도 본인은 외롭게만 느껴진다.
5. 밖에서는 완벽하게 보이려고 애를 쓰고 집에서는 좌절감이나 욕구불만에 휩싸여 자주 불평을 터뜨린다.
6. 다른 사람의 마음을 잘 헤아리지 못하고 자신의 생각에만 충실하려 한다.
7. 한 때에 한 가지 일에만 정력을 쏟으려 한다.
8. 어떤 새로운 활동을 시작할 때는 사전에 그 일에 대해서 잘 알아보려고 한다.
9. 자기 기분이나 어려운 사정을 좀처럼 남에게 말하려 하지 않는다.
10. 남이 자기 일에 참견하는 것을 아주 싫어한다.
11. 사람들 앞에서 쉽게 당황하며 부끄러워한다.
12. 많은 친구보다 아주 친한 소수의 친구를 갖고 싶어 한다.

이상 열거한 이외에도, 아이에 따라 여러 가지 특이한 행동이 있을 수 있다. 그리고 앞서 말한 바와 같이, 천재는 무엇이든지 특출하게 잘할 것이라는 기대와는 달리 보통 아이들보다 더 열등한 면도 많아 오히려 둔재로 오인되기도 한다. 부모나 교사가 이러한 사실을 알고 있어야 천재성을 올바르게 확인할 수 있다. 유리컵에 반쯤 물이 차 있을 때 긍정적인 성격을 가진 사람은 컵의 밑 부분에 차 있는 물을 중시하여 물이 반쯤 차 있다고 하지만 부정적인 사람은 비어있는 윗부분을 중시하여 반이 비어있다고 한다. 천재가 행하는 특출한 점을 볼 줄 아는 긍정적인 부모는 그 아이의 약한 점보다는 천재성을 높게 헤아리고 그를 육성하는 데 정성을 쏟아 후일 위대한 천재로 만들어내지만, 천재가 나타내는 열등한 행동만을 보는 부정적인 부모는 그때마다 꾸짖으며 '바보'라는 낙인을 찍어버린다. 그래서 아이는 부모의 꾸중이 두려워 천재성을 제대로 발휘해보지 못하고 영원한 둔재로 살게 된다.

이러한 현상은 우리 가정에서도 흔히 볼 수 있다. 우리 한국인의 두뇌는 밝은 면, 긍정적인 면을 잘 보는 좌뇌보다는, 우뇌가 아직도 우세하다. 그래서 가정교육도 아이들이 잘한 행위를 칭찬해주는 데는 인색하고 조그마한 잘못도 필요 이상으로 야단을 치며 벌을 준다. 우리 가정교육은 잘한 행위에 대해서 아낌없이 고무해줌으로써 더 잘하게 하는 적극적인 교육이라기보다는, 잘못을 꾸짖음으로써 다시는 못된 버릇을 못 하게 하는 소극적인 교육에 가깝다. 이러한 교육환경 속에서는 내향성 천재는 타고난 천재성도 처벌이 두려워 발휘하지 못하고 시들어버리고 만다. 그 결과 우리나라에서 태어나는 많은 천재들이 유년기의 가정교육이나 학교교육 때문에 타고난 천재성을 발휘할 기회를 갖지 못하고 우리 주변에 범재나 둔재로 가엾게 살고 있는지도 모를 일이다.

특히 내향성 천재일 경우에는 천재성은 극히 제한된 방면에 나타나는 것과 달리, 열등한 행동은 광범위한 방면에 나타나는 경향이 많다. 그러므로 그 열등성까지도 천재성이 나타내는 행위의 일부라고 인식하고 감싸주는 부모의 무한한 사랑과 인내심이 없이는 한두 가지의 월등한 천재성이 인정되었다 해도 그것이 제대로 육성되고 발휘되기가 어렵다. 우리나라의 조기교육열은 부모들의 욕심에 따른 강제적인 학원 수강으로 나타나는 것이 보통이다. 그러나 그러한 교육열이 천재성을 발견하기 쉬운 부모와 자녀의 1대 1 가정교육에 투입된다면 시간과 노력의 낭비 없이 더 많은 천재와 영재를 발굴할 수 있을 터인데 하는 아쉬운 마음이 든다.

마무리하면서

지금까지 살펴본 인간의 뇌와 정신과의 관계에 대한 여러 지식은 우리가 매일 직면하고 있는 대인관계, 가정문제, 사회문제와의 대결에서 여러 모로 도움이 되리라고 믿는다.

이 책에서는 뇌에 대한 학자들의 연구 결과를 생물학이나 의학적인 면으로 깊이 살피는 것을 피하고, 우리의 마음과 행위와의 관계에 중심을 두고 설명하려고 노력했다. 그것은 우리 자신, 현실사회, 우리의 후손이 살아가야 할 미래 창조의 근본이 되는 인간의 마음이 뇌를 통하여 우러나온다고 믿기 때문이다.

그러므로 우리가 개인과 사회의 움직임을 더 잘 알기 위해서는 뇌에 대해서 더 넓고 깊은 지식이 있어야 하겠다. 하지만 우리의 움직임은 마음에서 시작되는데 우리 마음은 눈으로 볼 수도 없고 또 시시각각 변하고 있으므로 이처럼 변화무쌍한 과정을 완전히 밝혀내려는 학자들의 연구 성과가 나올 긴 시간이 필요할 것이다.

참고문헌

Lennart Heimer, The Human Brain and Spinal Cord, Springerverlag NewYork Inc., 1983.

Petter Russell, The Brain: The Last Frontier, A Warner Communications Co., 1979.

Christian Barnard, The Body Machine, N.Y.: Crown Publisher Inc., 1981.

The Diagram Group, The Brain, N.Y.: G.P. Putman's Sons, 1982.

Dick Gilling and Robin Brightwell, The Human Brain, N.Y.: Facts on file, Inc., 1982.

Richard Rester, The Brain, N.Y.: Bantam Book, Inc., 1984

Charles Hampden-Turner, Maps of the Mind, N.Y.: Macmillan Publishing Co. Inc., 1982.

Jacquelyn Wonder and Priscilla Donovan, Whole Brain Thinking, N.Y. : William Morrow & Co. Inc., 1984.

Jean Houston, The Possible Human. L.A.: J.P. Tarcher, Inc., 1982

Anthony Smith, The Mind, N.Y.: The Viking Press, 1984.

Jo Durden-Smith and Diane de Simone, Sex and Brain, N.Y.: Warner Communications Co., 1984.

Sidney J. Segalowitz, Two Sides of the Brain, N.Y. :Prentice Hall, Inc., 1983.

J.Z.Young, Programs of the Brain, Oxford: Oxford University Press, 1981.

Robert Ornstein and Richard F. Thompson, The Amazing Brain, N.Y.: Houghton-Mifflin Co., 1985.

Jean-Pierre Changeux, Neuronal Man, the biology of Mind, N.Y.: Pantheon Books, 1984.

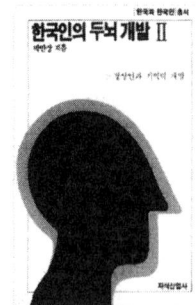

한국인의 두뇌개발 Ⅱ
정상인과 기억력 개발
박만상 지음/신국판/반양장 222쪽

　오늘날 하루가 다르게 발전하는 과학과 기술의 개발을 위해서는 물론 예술이나 다른 여러 분야의 문화 창조를 위해서도 두뇌의 개발은 불가피하다. 이 책은 뇌의 구조와 활동을 밝히고 그것이 우리의 생각과 행동에 미치는 영향을 깨닫게 해줌으로써, 창조적이고 우수한 두뇌개발을 위한 하나의 지침을 마련해 줄 것이다.

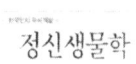

한국인의 두뇌개발 Ⅲ
정신생물학
박만상 지음/신국판/282쪽

　《한국인의 두뇌개발 Ⅰ·Ⅱ》에 이어, 우리의 정신과 관계되는 기초적인 부분과 정신형성에 직·간접으로 관여하는 뇌의 생물학적 현상을 중심으로 적은 책이다. 즉, 우리의 마음과 행위를 뇌가 어떠한 과정을 거쳐 생성 조정하고, 반대로 뇌에 어떠한 영향을 미치는가 하는 점 등에 한정지어 설명하였다.

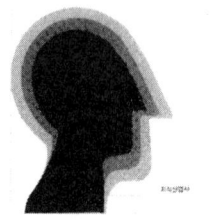

한국인의 두뇌개발 Ⅳ
슬기로운 두뇌관리
박만상 지음/신국판/반양장 267쪽

　두뇌 속에 잠재된 지능을 창의적인 것으로 계발·발달시킬 수 있는 일상생활에서의 방법과 습관화, 음식물 섭취와 두뇌의 보호·발달과의 관련성을 쉽고 자세하게 설명하고 있다. 독자 스스로가 두뇌를 계발하고 발달시킬 수 있는 방법을 또한 알려 주어, 뇌 창고에 들어 있는 보물을 꺼내 쓰기 위한 열쇠, 곧 기술을 제공하고 있는 이 책은 두뇌훈련을 위한 연습문제도 함께 싣고 있다.

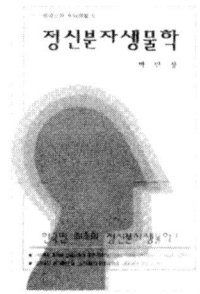

한국인의 두뇌개발 Ⅴ
정신분자생물학
박만상 지음/신국판/반양장 304쪽

　한국인 최초의 정신분자생물학으로, 1천억 개에 가까운 신경세포에 얽힌 화학분자들의 작용을 연구하는 데 필요한 입문서이다. 저자는 우리 생각의 근원이 우리 뇌에 저장된 여러 가지 기억상(記憶像)에서 출발한 것이라는 가정에서 과거·미래 한국인의 기억과 생각, 미래 한국인의 바람직한 기억과 생각, 여기에 이를 성취하기 위한 제안을 이 책에서 시도하였다. 신경원의 생리현상 및 신경원들의 상호작용을 설명하여 주는 안내서가 될 것이다.

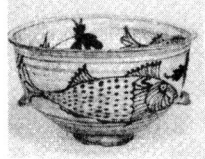

개정판 茲山魚譜 - 흑산도의 물고기들 -

정약전 지음 · 정문기 옮김/신국판/반양장 230쪽

너무나도 유명한 實學 古典인 이 책은 지금의 흑산도[茲山] 근해 즉, 우리 나라 서남해안의 해양 동식물학이다. 다산 정약용의 형인 정약전이 그곳에 유배되어 있을 때 조사 연구 기록한 이 책은 지금도 실용성을 지닌 실학 고전 가운데 유일한 자연과학의 업적이다. 수산학자인 옮긴이가 심혈을 기울여 옮긴 데는 일화도 많다.

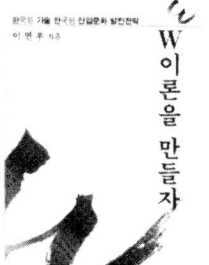

W이론을 만들자
- 한국형 기술, 한국형 산업문화 발전전략 -

이면우 지음/신국판/반양장 205쪽

오늘날 우리 과학기술계와 산업계가 안고 있는 구조적인 문제점을 개선 · 극복하기 위한 우리 나름의 독자적 연구개발 전략과 방안을 〈W이론〉이라 이름 짓고, 産 · 學 · 官 · 硏 모두가 비판적이고 진취적 안목에서 현실 문제를 대응 해결할 수 있는 W이론을 함께 완성시켜 나갈 것을 요청하고 있다.

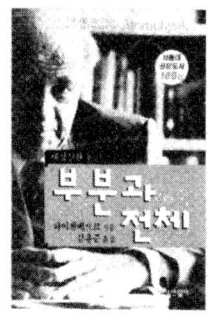

개정신판 부분과 전체

하이젠베르크 지음 · 김용준 옮김/신국판/반양장 384쪽

노벨 물리학상 수상자인 저자가, 50년 동안 종사해 온 원자물리학 연구를 해오는 동안, 부딪쳤던 여러 주요 문제를 회상기 형식으로 엮은 이 책은 단순한 자연과학만의 논의가 아니라 "현대원자물리학은 철학적이며 윤리적이고 정치적인 문제에 이르기까지 새로운 문제점을 던지고 있다"고 갈파한 인류 양심의 고백록이기도 하다.

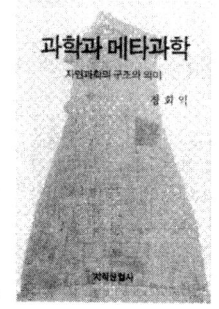

과학과 메타과학 - 자연과학의 구조와 의미 -

장회익 지음/신국판/반양장 293쪽

인류 앞에 놓인 현대 과학기술문명의 극복을 전제로 자연과학의 구조와 의미를 고찰한 과학적 이론서로서, 과학이란 창을 통해 인간의 모습을 들여다 보고 과학을 바탕으로 한 인류문화의 질적 도약의 가능성을 모색하고 있으며, 현대 과학문명의 새로운 윤리를 모색한 책이다.

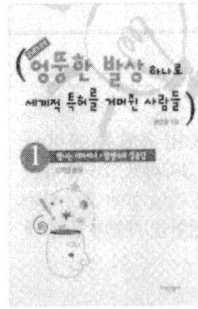

엉뚱한 발상 하나로 세계적 특허를 거머쥔 사람들 1~10

왕연중 지음/신국판/반양장 ①②168쪽 ③④176쪽 ⑤164쪽 ⑥172쪽 ⑦176쪽 ⑧180쪽 ⑨172쪽 ⑩172쪽

오늘날 한국 경제가 당면한 위기를 뚫기 위해서는 한국인의 우수한 두뇌밖에 기댈 곳이 없다고 보고, 그 잠재력을 계발하기 위한 자극제로, 창조적 발상에 빛나는 발명가·디자이너들이 어떻게 자신들의 순간적인 창조적 발상을 키워 조국과 인류에게 공헌했으며, 또 특허권 소유자로서 행운을 거머쥐었는가에 대해 누구나 쉽게 읽고 느낄 수 있도록 실감나게 서술하고 있다.

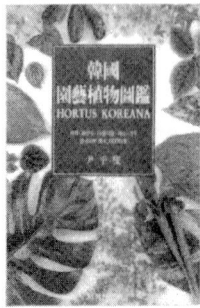

韓國園藝植物圖鑑

윤평섭 지음/국배판/양장 1,116쪽

우리 나라 자생식물 가운데 세계적 원예식물로 개발 가능한 5백여 종을 포함, 이미 국내에서 채소·과수·정원수·관상수로 이용되고 있는 외래종의 관상·화훼식물 3천 5백여 종을 합쳐 4천여 종을 각 식물의 우리말 이름, 한자 이름, 일본 이름, 영어 이름, 學名, 원산지, 특성, 재배 및 관리법까지 일목요연하게 나열·서술하였다. 이 책은 세계적인 원예백과사전인 미국의 Tropica와 Hortus의 장점을 취하고 약점을 보완하였으며 생생한 사진자료 5천여 장을 최신 인쇄기술로 재현하였다.

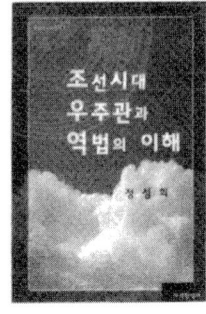

조선시대 우주관과 역법의 이해

정성희 지음/신국판/양장 320쪽

전통시대 한국에서 매우 중요시한 분야인 천문학. 당시 천문학은 과학의 대상을 넘어 인격적 속성을 지니거나 형이상학적 경향을 띠기도 했다. 그러나 17~18세기 서양 천문학의 전래로 기존 천문학은 근대적인 우주관으로 탈바꿈되면서 새로운 세계관을 형성했다. 저자는 서양천문학의 전래가 한국에 가져다 준 변화와 의미에 답하기 위해 당시의 우주관과 역법에 나타난 변화상에 주목한다.

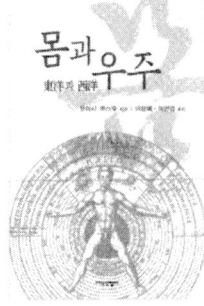

몸과 우주 - 東洋과 西洋 -

유아사 야스오 지음, 이정배·이한영 옮김/신국판/반양장 420쪽

일본에서 융(C. G. Jung) 연구가의 일인자로 손꼽히는 유아사 야스오(湯淺泰雄)의 《身體의 宇宙性》을 번역한 이 책은, 신화시대 '몸과 우주'라는 공통의 사고방식에서 출발한 동양과 서양이 전혀 다른 성격의 자연관과 인간관을 발달시켜 온 원인을 '몸과 우주'라는 주제 아래 동·서양의 사상을 비교하여 흥미롭게 서술한 책이다. 인간과 자연을 철저하게 이분법적으로 보아 온 서양의 근대적 자연관과 인간관에 대한 반성은 오늘날 우리들에게 매우 중요한 과제이다.